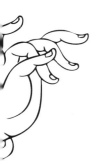

华夏中医系列丛书

中医脉诊秘诀

脉诊一学就通的奥秘

张湖德　王仰宗　曹启富／主编

中国科学技术出版社
CHINA SCIENCE AND TECHNOLOGY PRESS
北　京

图书在版编目（CIP）数据

中医脉诊秘诀：脉诊一学就通的奥秘 / 张湖德，王仰宗，曹启富主编 . —北京：中国科学技术出版社，2017.6（2018.7 重印）
ISBN 978-7-5046-7360-2

Ⅰ．①中… Ⅱ．①张… ②王… ③曹… Ⅲ．①脉诊—基本知识 Ⅳ．① R241.2

中国版本图书馆 CIP 数据核字（2017）第 025071 号

策划编辑	焦健姿
责任编辑	焦健姿　黄维佳
装帧设计	华图文轩
责任校对	龚利霞
责任印制	李晓霖

出　　版	中国科学技术出版社
发　　行	中国科学技术出版社发行部
地　　址	北京市海淀区中关村南大街 16 号
邮　　编	100081
发行电话	010-62173865
传　　真	010-62173081
网　　址	http://www.cspbooks.com.cn

开　　本	720mm×1000mm　1/16
字　　数	209 千字
印　　张	13.5
版、印次	2018 年 7 月第 1 版第 3 次印刷
印　　数	8001—13000
印刷公司	天津翔远印刷有限公司
书　　号	ISBN 978-7-5046-7360-2 / R·2009
定　　价	29.50 元

编著者名单

主　编　张湖德（中央人民广播电台医学顾问）

　　　　　王仰宗（中国中西医会诊中心主任）

　　　　　曹启富（中日友好医院主任医师，教授）

副主编　王铁民　宋红梅　邵玉京

编　委　卢时杰　任晓燕　李超杰　杨凤玲　张　勋　张　煜

　　　　　陈　超　陈玉卿　钟　渠　侯云山　童宣文

作者简介

张湖德　北京中医药大学毕业，曾任北京永南医院副院长。现任中央人民广播电台医学顾问。广州荔湾区中医院高级顾问，著名医学科普作家。主编200多部著作，主要著作有《黄帝内经补法治疗宝典》《中医自学百日通》《偏方验方大全》《药性歌诀四百味新编》，文字总量达到5000多万字。

王仰宗　其父王尚荣，是一代名医，曾祖父在清光绪年间系四品黄门侍郎，精通医药。王仰宗教授师承一代名医，从医50年。海军总医院中西医结合肿瘤诊疗中心特聘专家，中西医知名肿瘤专家，主任医师，中华中医药学会肿瘤分会副秘书长，中华中医药学会名医思想研究会副会长，先后担任中国中西医专家会诊中心主任，《中医临床研究》杂志总编。在国内外率先提出"气血湿热虚"五证中西医分级辨证治疗模式及中晚期肿瘤的基本治疗原则。编著《中西医临证指南》及《中西药临床常用手册》等十余部中西医学著作，发表论文数十篇。

曹启富　北京中日友好医院主任医师，教授。著名心血管病专家，对冠心病、卒中等疑难病证有独特治疗方法及较好疗效。著作多达四十余部。

内容提要

中医脉诊秘诀 脉诊一学就通的奥秘

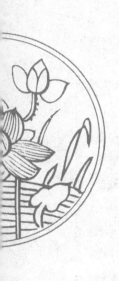

　　本书全面论述了中医脉诊的来龙去脉及其在临床中的运用，涵盖中医脉诊发展史、脉诊概述、脉象与主病、脉象鉴别、当代名医经典诊脉秘诀、脉诊的现代研究等内容。本书写作深入浅出、讲解简单明了，有助于中医临床的病因诊断、病位探求、用药选择、预后判断及疗效提高，适合广大中医工作者及中医爱好者阅读参考。

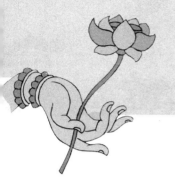

颜师简序

中医脉诊秘诀 脉诊一学就通的奥秘

　　《中医脉诊秘诀》是一本非常值得一读的好书。其原因是有关中医脉诊的学问比较深奥，"脉理精微，具体难辨"；"心中易了，指下难辨"。对于一个中医工作者，特别是一个临床医师，脉诊难却又非掌握不可，因为"脉为医门之先"，中医依靠脉诊而定疾病的性质、定疾病的程度、定疾病的脏腑，是其他三诊无法比拟的。本书对中医脉诊的论述系统全面、清楚深刻，有助于中医临床疗效的提高。诊脉必须诊出脉的病位，脉的虚实、寒热、表里、气血，再辨明病证是有余还是不足，先治何病，后调何疾，这全在脉中诊出。由此看来，只有钻研脉诊，才能提高疗效，而有了疗效，中医才能发展、前进。

国医大师

北京中医药大学终身教授　　颜正华

写在前面

中医脉诊秘诀 脉诊一学就通的奥秘

　　我有幸在北京中医药大学这所全国重点医学院校里从事中医教学、临床、科研40余年，深感脉诊之重要。正如古人所说："未脉者，医之大业也，既不深究其道，何以为医者哉。"大医学家徐春甫也说："脉为医之关键，医不察脉则无以别证，证不别，则无以医治，医惟明脉，则诚良医。"把切脉作为评断医者的首要标准，确实如此。脉诊在疾病的诊治过程中可以检测病因、探求病位、确定诊断、指导用药、判断病情的预后。脉象对于中医医生而言，是最客观、最直接的指标，其"言而可知，扪而可得"，并非玄妙无知、深奥难测。本书就是全面论述中医脉诊的来龙去脉及其在临床中的运用。在写作过程中，得到当代国医大师颜正华教授的言传身教，在此，表示衷心感谢。

中央人民广播电台医学顾问
解放军卫生音像出版社特聘专家　　张湖德

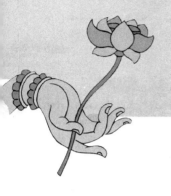

目　录

中医脉诊秘诀 脉诊一学就通的奥秘

第1讲 中医脉诊发展史

脉诊起源于 2500 多年前。它与中医学发展的历史几乎一样悠久。有关脉诊起源的记载,在《黄帝内经》以前脉诊只是个雏形,到《黄帝内经》的时代和《黄帝内经》书中才有丰富的脉法内容。就是说,脉诊起源于扁鹊,或者说是扁鹊时代(公元前 5 世纪)。司马迁在《史记·扁鹊仓公列传》上说:"今天下之言脉者,由扁鹊也。"说明扁鹊对脉学的贡献最大,提倡最早,是中医脉学的创始人。

对中医脉学贡献较大的还有:东汉末年的张仲景、汉晋之际的王叔和、唐代的孙思邈、明代的李时珍、清代的林之翰等。尤其是明代李时珍著的《濒湖脉学》,收集了各家论脉的精华,归纳成 27 种脉象,不仅扼要地叙述各种不同的脉象、相类脉的鉴别、脉象的相应病证等,而且采用了歌诀体裁,文字通俗,易学易懂,便于诵记,历来为广大医学家所推崇。为我国传统的中医脉学工具书之一。

总之,中医学的脉学源于战国时期并以扁鹊为代表,专述于《黄帝内经》,提倡独取寸口诊法的是《难经》,提倡脉证互参的是张仲景,规范成学的是《脉经》,广泛传播与普及工作莫过于《脉诀》和《濒湖脉学》。中医学的脉学到了明朝,就如同中国的古瓷器、中国书法和中国绘画艺术一样,已经到了绝笔的境地。

一、《黄帝内经》奠定了中医脉学的理论基础

成书于秦汉时期的《黄帝内经》,是我国现存较完整的、最早的医学经典巨著。它包括《灵枢》《素问》等九卷,共 162 篇,约 14 万字,总结了我国古代医学领域内各方面的知识和成就。《灵枢》《素问》虽非脉学的专著,但它以最大量的篇章讨论了脉诊问题,其理论与方法为后代脉学的发展奠定了理论基础。

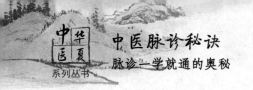

历代脉书无不引用《黄帝内经》作为基础，直至今日仍使用不衰。

《素问·五藏生成》说："夫脉之大、小、滑、涩、浮、沉可以指别。"就是指脉诊而言。鉴于脉诊在中医诊法中的重要性，所以历来为医家所重视和运用，并在长期的医疗实践中，积累了宝贵的经验，形成了一套系统的理论。

（一）切脉的意义

脉为血之府。心主血脉，又为五脏六腑之大主，所以气血在脉中流通所反映出的脉象，不仅与心气的盛衰，而且与五脏六腑的生理、病理密切相关。另一方面，脉中的水谷精气，随血液流布经络，灌溉脏腑，游行四肢，贯注百骸，正如《素问·举痛论》说："经脉流行不止，环周不休。"五脏之气通过脉而作用于周身，所以脉的变化，可以测知气血运行的情况，五脏之气的盛衰，邪正的消长，从而为辨证施治，提供重要依据，故《素问·脉要精微论》说："微妙在脉，不可不察。"

（二）切脉方法

《黄帝内经》诊脉部位有 3 种。

1. 三部九候遍诊法

三部九候切脉部位遍于全身，故又称遍诊法。《素问·三部九候论》说："故人有三部，部有三候，以决生死。以处百病，以调虚实，而除邪疾。"帝曰："何谓三部？"岐伯曰："有下部，有中部，有上部，部各有三候，三候者，有天、有地、有人也，必指而导之；乃以为真，上部天，两额之动脉；上部地，两颊之动脉；上部人，耳前之动脉。中部天，手太阴也；中部地，手阳明也；中部人，手少阴也。下部天，足厥阴也；下部地，足少阴也；下部人，足太阴也。故下部之天以候肝，地以候肾，人以候脾胃之气。"帝曰："中部之候奈何？"岐伯曰："亦有天，亦有地，亦有人。天以候肺，地以候胸中之气，人以候心。"帝曰："上部以何候之？"岐伯曰："亦有天，亦有地，亦有人。天以候头角之气，地以候口齿之气，人以候耳目之气。三部者，各有天，各有地，各有人。三而成天，三而成地，三而成人。三而三之，合则为九，九分为九野，九野为九脏。故神脏五，形脏四，合为九脏。五脏已败，其色必夭，夭必死矣。"这种诊脉部位及其所候脏腑如表1。

★ 表1　诊脉部位及其所候脏腑

上部（头部）	上部天——两额之动脉（如太阳穴），以候头角之气
	上部人——耳前之动脉（如耳门穴），以候耳目之气
	上部地——两颊之动脉（如巨髎穴），以候口齿之气
中部（手部）	中部天——手太阴（如寸口部），以候肺
	中部人——手少阴（如神门穴），以候心
	中部地——手阳明（如合谷穴），以候胸中之气
下部（足部）	下部天——足厥阴（如五里穴或太冲穴），以候肝
	下部人——足太阴（如箕门穴或冲阳穴），以候脾胃
	下部地——足少阴（如太溪穴），以候肾

这种三部九候候病的方法，主要观察其上下左右相失与不相失，上中下三部相互调和与不调和，所以《素问·三部九候论》又说："形盛脉细，少气不足以息者危；形瘦脉大，胸中多气者死。形气相得者生，参伍不调者病；三部九候皆相失者死；上下左右之脉相应如参舂者死；中部之候相减者死。目内陷者死。"说明上中下三部脉象互相调和则不病，反之，形气相失，参伍不调，上下左右脉不相应，至数错乱，不可数者则为病甚或死证。

上述参伍不调之脉，本篇还提出了"七诊"之候，即"察九候独小者病，独大者病，独疾者病，独迟者病，独热者病，独寒者病，独陷下者病……九候之相应也，上下若一，不得相失，一候后则病，二候后则病甚，三候后则病危，所谓后者，应不惧也，察其脏腑，以知死生之期，比先知经脉，然后知病脉，真藏脉见者死。"脉失其常，而见独大独小等即是病脉，视其出现的部位，亦即发病的所在。"应不惧者"，是指脉失常度，逆乱无伦。

通过三部九候脉推断疾病的死期，本篇中还有很多具体的描述，如"九候之脉，皆沉细悬绝者为阴，主冬，故以夜半死。盛躁喘数者为阳，主夏，故以日中死"。又"寒热者，以平旦死；热中及热病者，以日中死；病风者，以日夕死；病水者，以夜半死。其脉乍疏乍数，乍迟乍疾者，日乘四季死"。又说："形肉已脱，九候虽调犹死……若有七诊之病，其脉候亦败者死矣。必发哕噫。"又"脉不往来者死，皮肤着者死"

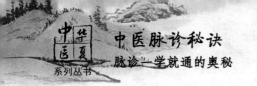
等。这些记载，为研究《黄帝内经》脉诊，提供了宝贵的资料。

此外，《三部九候论》还介绍了一种切脉的方法，值得进一步研究。这种方法是用左手在病人足踝上五寸按之，用右手在病人的踝部弹之，其动应手超过五寸以上，而动象"蝈蠕然"很舒缓的，这是中和的反映，故不病。但如动象很疾，而中手"浑浑然"过盛的，这是太过的反映，为病脉。若中手"徐徐然"缓慢无力的，这是不足的反映，也是病脉。如果其动应手不够五寸，或弹之不相应的，这是阴气绝的现象，故主死。

古代医家是非常重视三部九候诊法的，如《素问·离合真邪论》说："审扪循三部九候之盛虚而调之，察其左右上下相失及其相减者，审其病藏以期之。不知三部者，阴阳不别，天地不分……刺不知三部九候病脉之处，虽有大过且至，工不能禁也。"又如《素问·八正神明论》说："上工救其萌芽，必先见三部九候之气，尽调不败而救之，故曰上工；下工救其已成，救其已败，救其已成者，言不知三部九候之相失，故曰守其门户焉，莫知其情，而见邪形也。"可见古人对这种诊法的评价和重视的程度。

由于脉象是人体生命活动最灵敏、最重要的一个信息源，而三部九候法就是从人体多方面获取这种信息源，从而为辨证提供更多的客观依据。因此，我们在肯定它的历史地位的同时，更应注意其科学价值，借用近代科学，来探讨这种诊法的本质及其规律，将为中医现代化做出贡献。

2. 人迎寸口对比诊法

用人迎脉和寸口脉对比的方法来诊断疾病，也是《黄帝内经》比较常用的一种切脉方法。

人迎为颈部喉结两旁的动脉，是足阳明胃经所过之处。胃为水谷之海，脾胃之气，比循经脉过人迎。寸口，为手太阴肺经经脉之所过，内应五脏六腑之气。所以全身脏腑脉气血盛衰情况，都可以从人迎、寸口的脉象上反映出来。《灵枢·四时气》说："气口候阴，人迎候阳。"人迎为阳经之脉，主表，阳旺于春夏；气口为阴经之脉，主里，阴旺于秋冬。所以在正常情况下，人迎、寸口与四时相应，春夏人迎微大于寸口，秋冬寸口微大于人迎，正如《灵枢·禁服》说："寸口主中，人迎主外,两者相应,俱往俱来,若引绳大小齐等。春夏人迎微大,秋冬寸口微大,如是者命曰平人。"又如《灵枢·终始》说:"谨奉天道,请言终始,终始者,经脉为纪,按其脉口人迎,以知阴阳有余不足,平与不平,天道毕矣。所谓平人者不病,不病者,脉口人迎应四时也,上下相应而俱往来也,六经之脉不结动也,本末之寒温相守司也,形肉血气必相称也,是谓平人。"

如果人迎、寸口两相比较,脉有大小不调时,便是有病变发生的反映。一般来说,人迎脉独盛则病在三阳之府;寸口脉独盛则病在三阴之脏,这是因为太阴行气于三阴,阳明行气于三阳的缘故,如《素问·六节藏象论》说:"人迎一盛病在少阳,二盛病在太阳,三盛病在阳明,四盛以上为格阳;寸口一盛,病在厥阴,二盛病在少阴,三盛病在太阴,四盛以上为关阴。人迎与寸口俱盛四倍以上为关格,关格之脉嬴。不能极于天地之精气,则死矣。""盛",这里作"倍"解。一盛二盛三盛,谓两相对比,大一、二、三倍。人迎大四倍以上,为阳气盛极而阴无以通,故曰"格阳";寸口大四倍以上,为阴气盛极而阳无以交,故曰"关阴"。若二者俱大四倍以上,是关阴格阳,故曰"关格"。关格为阴阳两不相交,形将离绝,故不能尽其天年而死亡。

人迎寸口对比诊法,不仅察其盛大,而且还候其静躁,以别病之在手经或足经。《灵枢·终始》说:"人迎一盛病在足少阳,一盛而躁病在手少阳;人迎二盛病在足太阳,二盛而躁病在手太阳;人迎三盛病在足阳阴,三盛而躁病在手阳明;人迎四盛,且大且数,名曰溢阳,溢阳为外格。脉口一盛病在足厥阴,厥阴一盛而躁在手心主;脉口二盛病在足少阴,二盛而躁在手少阴;脉口三盛病在足太阴,三盛而躁在手太阴;脉口四盛且大且数者名曰溢阴。人迎与太阴脉口俱盛四倍以上,名曰关格,关格者,与之短期。"脉躁动为病邪盛。人迎脉大一、二、三倍而躁动,则不仅病在足之三阳经,而且侵入手之三阳经,如大四倍以上且粗大,是手足六阳经都盛极,阳邪溢满于六腑而为溢阳。阳主外,与在内六阴经阻格,故为外格。脉口大一、二、三倍而躁动,则不仅病在足之三阴经,而且侵入手之三阴经。若脉口大于人迎四倍以上且粗大,是手足六阴经偏盛已极,与阳互不支通,名为溢阴。无论溢阳于外,溢阴于内,内关外格,均是病情严重,故多死不治。如人迎与脉口俱盛四倍以上而且躁动不安,此为阴阳俱盛,互不

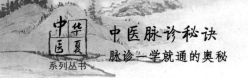
交通，正气衰绝，阳格于外为外格，阴关于内为内关，如是则血脉闭塞，气无所行，流淫于中，五脏内伤，生命亡在旦夕。

3. 独取寸口诊法

寸口，又称"气口"、"脉口"。即手桡动脉腕后应手处，以其脉出太渊，长一寸九分，故名寸口。属手太阴肺经的动脉。

诊寸口之所以能候五脏之气的盛衰，《素问·五脏别论》说："气口何以独为五脏主？胃者水谷之海，六腑之大源也。五味入口，藏于胃以养五脏气，气口亦太阴也，是以五脏六腑之气味皆出于胃，变见于气口。"气口为手太阴肺经所过，肺主气而朝百脉，气口又为脾胃之气所归，所以全身脏腑经脉气血的情况，都可以从气口脉上体现出来。另方面，营卫昼行于阳二十五度，夜行于阴二十五度，五十周而大会于手太阴，如《素问·经脉别论》说："气归于权衡，权衡以平，气口成寸，已决生死。"所以诊寸口能候五脏六腑之气的盛衰。

诊察寸口脉，主要是察脉之长、短、滑、疾、浮、沉等脉象，以别其有余不足。如《素问·平人气象论》说："欲知寸口太过与不及，寸口之脉中手短者，曰头痛；寸口之脉中手长者，曰足胫痛；寸口脉中手促上击者，曰肩背痛。寸口脉沉而坚者，曰病在中；寸口脉浮而盛者，曰病在外。寸口脉沉而弱，曰寒热及疝瘕少腹痛；寸口脉沉而横，曰胁下有积，腹中有横积痛；寸口脉沉而喘，曰寒热。脉盛滑坚者，曰病在外；脉小实而坚者，曰病在内。脉小弱以涩，谓之久病；脉滑浮而疾者，谓之新病。脉急者，曰疝瘕少腹痛。脉滑曰风，脉涩曰痹。缓而滑曰热中，盛而紧曰胀。"从寸口脉之太过不及，以识其阴阳之偏盛，从脉之长短促，以知病之在头、在足胫、在肩背；从脉之沉紧浮盛，以分表里别外中；从之脉盛滑小实坚，以察其病之在内在外；从脉之小弱涩滑浮疾以知气血邪正之盛衰，别病之新久。总之，切寸口脉，可辨脉之阴阳与证之虚实。

独取寸口诊法，在《难经》中又有进一步的发挥。如《难经·一难》说："十二经皆有动脉，独取寸口，以五脏六腑死生吉凶之法，何谓也？然，寸口者，脉之大会，手太阴之动脉也，五脏六腑之所终始，故法取于寸口也。"《难经》不仅阐发了独取寸口的原理，而且又把寸口脉分为寸、关、尺三部，如《难经·二难》说："从关至尺是尺内，阴之所治也；从关至鱼际是寸内，阳之所治也。"《难经·三难》也说："关之前者，阳之动也。脉当见九分而浮；关以后者，阴之动也，脉当见一寸而沉。"关之前九分为寸，关之后一寸为尺，气口总长一寸九分。

总之，寸口诊法源于《黄帝内经》发展于《难经》，经过《脉经》倡导，一直沿用至今，这不仅是因为"寸口"的特殊生理部位，而且也因为诊察方便之故。

（三）切脉要求

1. 诊法常以平旦

《素问·脉要精微论》说："诊法常以平旦，阴气未动，阳气未散，饮食未进，经脉未盛，络脉调匀，气血未乱，故乃可诊有过之脉。"说明清晨阴气未动，阳气未散，气血未乱之时，可客观地反映出病脉的真实脉象，所以这时是诊脉最理想的时间。然而本段原文的实质精神，在于说明切脉时，病者须安静，不受其他事物之干扰，只有这样，才能反映出真实的脉象，《脉要精微论》所说的："是故持脉有道，虚静为保（《甲乙经》作宝）"，就是这个意思。

2. 调呼吸以察脉

《黄帝内经》是以医者调呼吸来衡量病人脉搏至数的。一呼一吸称谓一息。一般情况是一息脉跳五至是成年人正常的脉象。如《素问·平人气象论》说："人一呼脉再动，一吸脉亦再动，呼吸定息脉五动，闰以太息，命曰平人。平人者，不病也。"如果一息不足五至，或超过五至皆为病脉，所以《素问·平人气象论》又说："人一呼脉一动，一吸脉一动，曰少气。人一呼脉三动，一吸脉三动而躁，尺热曰病温，尺不热脉滑曰病风，脉涩曰痹。人一呼脉四动以上曰死，脉绝不至曰死，乍疏乍数曰死。"上述这种以医者调呼吸来察脉的方法，也就是《素问·平人气象论》所说："常以不病调病人，医不病，故为病人平息以调之为法"的意思。

3. 脉候五十动

切脉时间的短长，《黄帝内经》强调必满五十动，这是因为"一日一夜五十营，以营五脏之精，不应数者，名曰狂生。所谓五十营者，五脏皆受气（《灵枢·根结》）"的缘故。所以《灵枢·根结》又说："持其脉口，数其至也，五十动而不一代者，

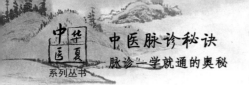

五脏皆受气；四十动一代者，一脏无气；三十动一代者，二脏无气；二十动一代者，三脏无气；十动一代者，四脏无气；不满十动一代者，五脏无气。予之短期，要在终始。所谓五十动而不一代者，以为常也，以知五脏之期。予之短期者，乍数乍疏也。"可见脉诊时间不宜过短，一般至少在五十动以上，才能候出五脏之气的盛衰情况。

汉代张仲景也十分重视脉候五十动，他在《伤寒论》自序中说："动数发息，不满五十，短期未知决诊，九候曾无仿佛……夫欲视别死生，实为难矣。"切脉时还必须做专心留神于指下，目不斜视，耳不旁听，屏息凝神，详察细审，方不失岐轩原旨。

（四）脉象与病证

《黄帝内经》中脉象与病证关系的内容颇多，但多散见在各篇，现从 3 个方面概括于下。

1. 四时五脏脉

四时五脏脉是建立在"四时五脏阴阳"理论基础之上的，这是"人与天地相参"的整体观点，在脉学中的体现。

四时五脏脉是四时阴阳之气的变化，影响人体脏腑、气血、经脉活动所呈现出的四时不同节奏的脉象，所以它是以季节性与五脏主气的周期性改变为其特征。如春应中规，肝气所主，脉端直以长，若微弦；夏应中矩，心气所主，脉来盛去衰，若微钩；秋应中衡，肺气所主，脉轻虚如羽，若微浮；冬应中权，肾气所主，脉沉坚，若微石；脾属土，位居中央，旺于四时，故脾脉主代，蕴于四脉之中，具有和缓之象。这种春弦、夏钩、秋毛、冬石、长夏代，就是五脏应四时的正常脉象变化。

（1）四时五脏脉之常

"以常衡变"，欲知四时五脏之病脉，就必先知四时五脏之常脉。《素问·平人气象论》对四时五脏常脉的描述。是非常细致而形象化的，以肝为例，"春脉者肝也，东方木也，万物之所以始生也"，按其形态则"耎弱招招，如揭长竿末梢"，察其脉气，则"软弱轻虚"，以适应春天少阳发生之气的常态。这就是"春胃微弦曰肝平，春以胃气为本"的常脉（余四脏可参阅《素问·平人气象论》）。

《黄帝内经》在脉象上十分重视胃气的表现，如《素问·平人气象论》说："平人之常气禀于胃，胃者平人之常气也，人无胃气曰逆，逆者死。"胃气在脉象中的表现是从容和缓。如《素问·玉机真脏论》说："脉弱以滑，是有胃气。"《灵枢·终始》也有"邪气来也紧而疾，谷气来也徐而和"的记载。所以四时五脏脉如春之弦，夏之钩，秋之毛，冬之石，皆以胃气为本，也就是在从容和缓的脉象中，微有弦、钩、毛、石的现象。后世据此理论而倡导了脉有三贵——"胃、神、根"。

（2）四时五脏脉之变

四时五脏脉的异常变化，重点在于胃气的盛衰与有无，如绝无胃气的就称谓"真脏脉"。现摘选《素问·平人气象论》《玉机真脏论》的有关论述，见表2。

★ 表2　四时五脏脉及其脉象

时藏\脉象脉证	胃气有无		太过（邪气实）		不及（正气虚）	
	脉象	主病	脉象（太过）	主病（病在外）	脉象（不及）	主病（病在中）
肝（春）	盈实而长，如循长竿	弦多胃少曰肝病	其气来实而强	善忘、忽忽眩冒颠疾	其气来实而微	胸痛引背下侧两胁满
	急益动，如新张弓弦	但弦无胃曰死				
心（夏）	喘喘连属，其中微曲	钩多胃少曰心病	其气来盛去亦盛	身热而肤痛，为浸淫	其气来不盛去反盛	烦心，上见咳唾，下为气泄
	前曲后居，如操带钩	但钩无胃曰死				
脾（长夏）	实而盈数，如鸡举足	弱多胃少曰脾病	其来如水之流	四肢不举	其气来如鸟之喙	九窍不通名曰重强
	锐坚如鸟之喙，如鸟之距，如屋之漏，如水之流	但代无胃曰病				

（续　表）

| 脉象
时脏脉证 | 胃气有无 | | 太过（邪气实） | | 不及（正气虚） | |
	脉　象	主　病	脉　象 （太过）	主　病 （病在外）	脉　象 （不及）	主　病 （病在中）
肺（秋）	不上不下，如循鸡羽	毛多胃少曰肺病	其气来毛而中央坚两旁虚	逆气而背痛愠愠然	其气来毛而微	令人喘，呼吸少气而咳，上气见血，下闻病音
	如物之浮，如风吹毛	但毛无胃曰死				
肾（冬）	如引葛，按之益坚	石多胃少益曰肾病	其气来如弹石	解你，脊脉痛而少气不欲言	其去如数	心悬如病饥，眇中清，脊中痛，少腹满，少便变
	发如夺索，辟辟如弹石	但石无胃曰死				

　　表3中真脏脉形，即无胃气的脉象，因其无胃气而为真脏之气外泄，故名。正如《素问·玉机真脏论》说："五脏者，皆禀气于胃，胃者五脏之本也。脏气者，不能自致于手太阴，必因于胃气，乃至于手太阴也……故病甚者，胃气不能与之俱至于手太阴，故真脏之气独见，独见者，病胜脏也，故曰死。"至于"十八日死""九日死"等，都是按照五行相克的理论而推测的。这里的"死"，除了指明死期外，还包含预后不良的意思。

★　表3　真脏脉判断预后

脉证与预后 时脏脉	真脏脉形	垂危病证	判断预后
肝（春）	中外急，如循刀刃责责然，如按琴瑟弦	色青白不泽，毛折	肝至悬绝，十八日死，肝见庚辛死
心（夏）	坚而搏，如循薏苡子，累累然	色赤黑不泽，毛折	心至悬绝，九日死，心见壬癸死
脾（长夏）	弱而乍疏乍数	色黄青不泽，毛折	脾之悬绝，四日死，脾见甲乙死
肺（秋）	大而虚，如以毛羽中人肤	色白赤不泽，毛折	肺至悬绝，十二日死，脾见丙丁死
肾（冬）	搏而绝，如指弹石，辟辟然	色黄黑不泽，毛折	肾至悬绝，七日死，肾见戊己死

诊脉推断疾病预后,《黄帝内经》中还有很多论述,如《素问·脏气法时论》说:"夫邪之客于身也,以胜相加,至其所生而愈,至其所不胜而甚,至于所生而持,自得其位而起。必先定五脏之脉,乃可言间甚之时,死生之期也。"指出外感邪气致病,决定其病的"愈""甚""持""起"不同转归,须先诊察四时五脏的脉象,结合时日的生克关系来推断吉凶逆顺。

四时五脏脉之变,尚有"未有脏形""五邪所见"等内容,这些也都是根据五行所属,及其生克乘侮的理论,来推断预后的,其内容详"脉证逆从"节。

2. 脉象主病

《黄帝内经》有关脉象主病,散见于各篇中,归纳 21 种脉象及其主病见表 4。

★ 表4　21 种脉象主病分类表

分类与范围		脉　　象		主病或预后	原文摘要
表	浮	浮盛		病在外	寸脉浮而盛者,曰病在外
		浮而不躁		在阳为热	诸浮不躁者,皆在阳,则为热
		浮滑而疾		新病	脉浮滑而疾者,谓之新病
里	浮	沉而弱		寒热疝瘕少,腹痛	寸口脉沉而弱,曰寒热及疝瘕,少腹痛
		沉而横		胁下有积,腹中有横积痛	寸口脉沉而横,而胁下有积,腹中有横积痛
		沉小涩		肠澼	沉脉小沉涩,为肠澼
寒		迟		少气	人一呼脉一动,一吸脉一动,曰少气
	数	数		烦心	数则烦心
		如数		暴惊	脉至如数,使人暴惊
热	躁			病温	脉盛躁者病温也人一呼脉三动,一吸脉三动而躁,尺热曰病温

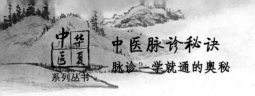
（续　表）

分类与范围	脉　象		主病或预后	原文摘要
热	急	急	阳热	病在阳则热而脉躁
			疝瘕少腹痛	脉急者，曰疝瘕少腹痛
		微急	肺寒热，心痛引背	肺脉……微急为肺寒热，……心脉微急为心痛引背
	（疾）	甚急	颠疾、瘈疭	肺脉急甚为颠疾……脾脉急甚为瘈疭
		静	寒在阴	在阴则寒而脉静
虚实	虚		热中少气	虚则热中，出糜少气
			泄脱血	泄而脱血脉实，病在中脉虚
	实		病在中	脉实病在中
			病在内	脉小实而坚者，病在内
			阳气盛有热	滑者阳气盛，微有热
阴阳	滑	滑	风病	脉滑曰风
		沉滑	病进，在内	脉口滑以沉者，病日进，在内
		缓滑	热中	缓而滑曰热中
		微滑	遗溺，心疝	微滑为遗溺，微滑为心疝引脐
		甚滑	溃疝癃瘘	滑甚为溃疝……为癃瘘
	涩		阳气有余	涩者阳气有余也……为身热无汗
			心痛	涩则心痛
			血痹	脉涩血痹
			血溢、呕血、痦	微涩为血溢；涩甚则呕血……为痦
	缓	缓慢	热中	缓而滑曰热中
		微缓	痿，风痿	微缓为痿，痿偏风，微缓为风痿
	代		气衰	代则气衰
			泄，便脓血	数动一代者，病在阳之脉也，泄及便脓血

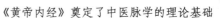

（续　表）

分类与范围	脉　象		主病或预后	原文摘要
阴阳	散	散	主死	脉至如散叶，是肝气予虚也，木也落而死
		浮散	呴仆	浮而散者为呴仆
		沉细散数	寒热	沉细数散者，寒热也
邪正	大	大	多气少血	大者多气少血
		微大	病进	大则病进
			肺气盛，不能偃卧	肺气盛则脉大，脉大则不能偃卧
			热中	粗大者阴不足，阳有余，为热中也
		大甚	肺痹、心痹	微大为肺痹，引胸背……为心痹，引背善泪出
			喉痹、胫肿	大甚为喉痹；大甚为胫肿
消长	小		内痈击仆	大甚为内痈，善呕衄；大甚为击仆
		小	血气皆少	小者，血气皆少
		微小	消瘅	心脉……微小为消瘅（肺、肝、脾、肾脉微小同病）
		小甚	善哕泄多饮，寒热洞泄	心脉……小甚为善哕；肺脉小甚为泄；肝脉……小甚为多饮；脾脉小甚为寒热；肾脉……小甚为洞泄
	细	细	气少	细则气少
		细沉	在阴，骨痛	诸细而沉者，皆在阴则为骨痛
		沉细数	少阴厥	有脉俱沉细数者，少阴厥也
病程	弦	微弦	平人	微弦平人
		弦多	肝病主死	弦多胃少曰肝病，但弦无胃曰死
		弦缕	胞精不足	脉至如弦缕，是胞精不予足也
		毛弦	春病	秋胃微毛曰平，……毛而有弦曰春病

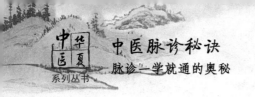
（续　表）

分类与范围	脉　象		主病或预后	原文摘要
久　暂		弦甚	今病	弦甚曰今病
		弦	色青	色青者，其脉弦
		弦急	主死	脉来急益劲，如新张弓弦曰死
	紧	盛紧	主胀	盛紧曰胀
		沉紧	病厥	有病厥者，诊右脉沉而紧
		大紧	肾风	有病庞然，如有水状，切其脉大紧……名曰肾风
		滑小紧	病在中	切其脉口滑小紧以沉者，病益甚在中
	长		气治	长者气治
			足胫痛	寸口脉中手者曰足胫痛
	短		气病	短则气病
			头痛	寸口之脉中手短者，曰头痛

3. 脉证逆从

脉证合参，首辨逆从，从者主病顺，逆者主病凶。

脉证相从，是脉象和病证一致，即阳证者见阳脉，阴证者见阴脉。如《素问·脉要精微论》说："夫脉者，血之府也。长则气治，短则气病，数则烦心，大则病进，上盛则气急，下盛则气胀，代则气衰，细则气少，涩则心痛。"脉来过于本位为长脉，是正气充足的反映；不及本位的为短脉，是正气不足的表现。一息六至以上为数脉，多见发热烦心。脉来洪大，标志邪盛病情进展。上部脉盛大有力，多为邪壅于上，病在心肺；下部脉盛大有力，多为气胀气满之证，病在脾胃肾。脉来歇止，多属心气衰败不足。脉来细小，多属气少。脉涩则血少气滞，故心痛。以上都是脉证相从的顺证。

脉证相逆，是指脉象和病证相反，所谓阳证见阴脉，阴证见阳脉，这种情况多属难治。正如《素问·通评虚实论》说："肠澼下白沫，脉沉则生，脉浮则死。"寒邪澼积肠间，见阴脉沉，脉则为脉证相从则生，若反见阳脉浮脉的，是脉证相逆，故死。又如《素问·玉版论要篇》说："搏脉痹躄，寒热之交，脉孤为消气，虚泄为夺血，孤为逆，虚为从。"这是指寒热之气交加而致的手足不用的痹躄病。脉象有里无表的为孤脉，是阳气消散的征象，病不易恢复。故为逆。若见有表无里的虚脉，是阴血耗损，脉证相从，故为顺。

《灵枢·玉版》中的"五逆"及"五逆急证"，进一步说明脉证逆顺之理。如说："腹胀、身热、脉大，是一逆也；腹鸣而满，四肢清，泄，其脉大，是二逆也；衄而不止，脉大，是三逆也；咳且溲血，脱形，其脉小劲，是四逆也；咳，脱形，身热，脉小以疾，是谓五逆也。"又说："其腹大胀，四末清，脱形，泄甚，是一逆也；腹胀便血，其脉大，时绝，是二逆也；咳，溲血，形肉脱，脉搏，是三逆也；呕血，胸满引背，脉小而疾，是四逆也；咳呕腹胀，且飧泄，其脉绝，是五逆也。"病属阴证，脉大宜大而大，或脉虽小而劲疾，这是因为邪气仍在，或火犹未清，或真阴大亏，以致脉证相逆，是谓逆证。

此外，风热为病，阳盛脉宜浮大而反沉细，这是因为正气内亏的脉证相逆。如《素问·平人气象论》说："风热而脉静，泄而脱血脉实，病在中，脉虚，病在外，脉涩坚者，皆难治。"泄而脱血脉应虚而反实，病邪在中脉当有力而反虚，外邪在表脉当浮滑而反沉涩，都是正不胜邪，脉证相逆的难治之证。其所以难治，总由正气之虚，难以胜邪之故，所以《素问·三部九候论》说："形盛脉细，少气不足以息者危。形瘦脉大，胸中多气者死。"外貌丰盛，但脉细呼吸少气不续，是真气已虚；形体虽消瘦而脉象很大，兼见胸中气逆胀满的，是邪盛脏气已伤，故属危候。由此可见辨别脉象必须与全身形证对照，审辨逆从。从而判断疾病的预后，在临床上有一定的意义。

脉证逆从，还体现在脉与四时的逆从上。脉与四时相应，虽有病而为顺证，如果脉与四时不相应，或为相胜，则预后较差。正如《素问·平人气象论》说："脉得四时之顺，曰病无他；脉反四时及不间藏曰难已。"

脉从四时，如《素问·玉机真脏论》说："脉从四时，谓之可治，脉弱以滑，是有胃气，命曰易治。"春弦、夏钩、秋毛、冬石，其中有从容和缓之象的，即是有胃气的应时脉象。

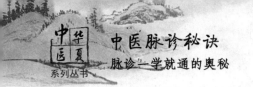
脉逆四时，如《素问·平人气象论》说："脉有逆从，四时未有藏形，春夏而脉瘦，秋冬而脉浮大，命曰逆四时也。"春夏脉宜浮大反见沉细，秋冬脉宜沉细反见浮大，所以说脉象与四时相逆。又如《素问·宣明五气》说："五邪所见，春得秋脉，夏得冬脉，长夏得春脉，秋得夏脉，冬得长夏脉。是谓五邪，皆同命，死不治。"

 ## 二、《难经》谈脉诊

《难经》是继《黄帝内经》之后的又一部重要医籍经典。是对《黄帝内经》学术理论作进一步充实和发挥的重要经典文献。又有《黄帝内经》"羽翼"之说。作为医经，其地位仅次于《黄帝内经》。

《难经》在中医脉学中占有很重要的地位。它是主张独取寸口脉诊最早的书籍。全书 1/4 篇幅专论其所创的"独取寸口法"。其最大特色，就是它独取寸口的主张。

《黄帝内经》虽有"气口独为五脏主"之说，但并非"独取寸口"，而以三部九候遍诊法为主。《难经》则提出寸口为"脉之大会""五脏六腑之所终始"，诊脉"独取寸口"，并系统论述了这种脉法的有关问题。

1. 关分尺寸，属阴阳而定三部

《黄帝内经》三部指头、手、足，不是寸关尺，全书没有涉及关部，偶及尺也是尺肤。《难经》则以关为界，取关至鱼际（同身寸一尺）之一寸为尺属阴，取关至鱼际为三部，各主人体上中下疾病，代替了《黄帝内经》三部。

2. 寸口三部，脏腑经脉五行相生配位

《黄帝内经》之脏腑脉位遍及全身。《难经》则据五行特性及相生原理，指出肺大肠属金，生肾膀胱水，肺位上藏于右居右寸，水流下而肾居左尺；水生木，木生火，火炎上，故肝胆在关而心小肠在左寸；火生土，土居中故脾胃在关而心主三焦在右尺，从而配脏腑经脉于寸口三部。这是《难经》的创举。历代医学家的脏腑脉位虽与此有出入，但主旨相同。

3. 菽法权轻重，浮中沉而定九候

《内经》九候，指九个切脉部位。《难经》"九候者，浮中沉也"，则是指切脉指力的轻重，并以菽豆多少权衡之，以体察不同层次的脉象，判断相应脏腑的功能状态。后世"举、按、寻"就是由此发展而来的。《难经》寸口脉诊，寸关尺三部候上中下纵向信息，浮中沉九候察表里横向信息，表里上下纵横交错，全身各部生理病理信息均聚集、传感到寸口部，具有"全息"的特性。

4. 呼吸定息，脉分阴阳

《难经》论脉的阴阳之法说："呼出心与肺，吸入肾与肝"，提出呼气自内而出，由下达上，出于上焦阳分，心肺主之，故脉搏由内之外，浮者属阳，以候心肺；吸气自外而入，由上而下，纳于下焦阴分，肝肾主之，故脉搏由外至内，沉者属阴，以候肝肾，从而提出浮沉为脉象的阴阳两纲，统长短滑涩，加之迟数，为辨脉八纲，起到了执简驭繁的作用。同时，脉象、脉位分阴阳，形成了《难经》独特的阴阳脉法。

独取寸口的脉诊法及其原理、手法和辨脉识证基本原则，经《难经》提倡和论证后，沿用至今，不失其应有价值，确是诊断学中的伟大创举。

 ## 三、临床脉诊的典范——《伤寒论》

平脉辨证，是《伤寒论》辨证论治的主要思想方法。全论 398 条，其中脉证并举的，基本上有 135 条（它如脉暴出、脉不还、脉不负等无具体脉象的除外），共叙述了 58 种脉象，分见 104 证候，计：浮脉七，浮紧脉四，浮缓、浮大脉各二，浮数脉三，浮弱、浮细、浮动数、浮滑、浮迟、浮虚、浮芤、浮涩、浮虚、涩脉各一。沉脉、沉紧、沉迟各三，沉微、沉结、沉滑、沉弦、沉实脉各一。迟脉五，迟浮弱脉一。数脉五，数急脉一。虚脉一。实脉二。细脉、细数脉各二，细沉数脉一。微脉四，微缓、微弱、微数、微沉、微涩、微细、微细沉、微浮、微弱数脉各一。洪大脉一。弦脉三，弦细、弦迟、弦浮大各一。短脉一。弱脉四，弱涩脉一。紧脉四。缓脉一。促脉三。滑脉、滑疾、滑数脉各一。小脉一。涩脉三。结代脉一。经本文分析，不同的证候，即可见到不同的脉象，亦可以

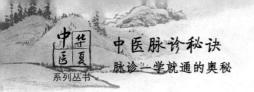

见到相同的脉象；相同的证候，也还有不同的脉象表现。这同与不同之间，是疾病变化的根本所在。因此，临床辨证，必须要深刻地认清脉象与病证的关系，才能较确切地分辨出反映疾病本质的证候来。总之，大论的平脉辨证，既从证以识脉，亦因脉而析证，证因脉明，脉以证著，从而确定证候，而为立法论治的根据。

1. 诸浮脉的辨证

由于伤寒是外感病，而浮脉主表，所以论中辨浮脉之证特多。因外感邪气有风、寒、暑、湿、燥、火之殊，而受病之体，亦有阴阳虚实之异，因其辨证有多种不同的浮脉，正如郭元峰《脉如》所云："浮脉伤寒，浮缓伤风，浮数伤热，浮洪热极。浮洪而实，热极经络，浮迟风湿，浮弦头痛，浮滑风痰，浮虚伤暑，浮濡（音软，义同）汗泄，浮微气虚，浮散劳极，此大概主于浮脉，而各有兼诊之殊也。"脉何以能浮？总是由于阳气上升的多，下降的少所形成，所以浮微阳脉。但有阴实而拒阳于外，有阴虚而阳越于上之不同；前者多为寒盛于内，后者乃阴少薄而不能吸阳之故也。故同一浮脉，既可见于实证，亦可见于虚证，脉之于证，密切相关，而不可割离。

2. 诸沉脉的辨证

阳主嘘，阴主吸，脉之所见沉，主要是由于阴气盛，吸力大，而阳不能嘘之所致。张璐云："阳气式微，不能绕运营气于表，脉显阴象而沉者，则按久愈微；若阳气郁伏，不能浮应卫气于外，脉反伏匿而沉者，则按久不衰。阴阳寒热之机，在乎纤微之辨。"说明同一沉脉，却有属阴属阳，为寒为热之不同。大凡寒束于外，热郁于内者，沉紧而数盛有力。外寒而内热不盛者，沉紧而不数，大有寒欲内陷之势。并无寒邪，但气虚下陷而沉者，则有三种情况：宗气衰而不能鼓动者，则多见沉弱；卫气衰而不能熏蒸者，则多见沉紧；营气之耗竭，脉道滞而气不利者，则多见沉而迟涩。所以沉脉而有兼见者，其诊各异，如：沉紧内寒，沉数内热，沉弦为痛，沉缓为湿，沉牢冷痛，沉滑痰食，沉濡实矣。沉而实者，多滞多气，故曰"下手脉沉，便知是气。沉而虚者，阴阳不达，因气不舒。"凡此均是经验之谈。

3. 诸迟脉的辨证

迟脉主要表现为息数的减少，多则一息三至，少仅二至。为阳气失运，胸中大气不能敷布之象，故迟脉多为虚寒证的表现。浮迟表寒，沉迟里寒，迟涩为血病，迟滑为气病，有力冷痛，无力虚寒。或主不月，或见阴疝，或血脉凝泣，或癥瘕沉痼。气寒则为痛；元气不营于表，寒慄拘挛，总属于阳虚阴盛的病变。惟程郊倩云："迟脉有邪聚热结，腹满胃实，阻塞经隧而然者，癥瘕玄癖，尤多见之。"可见迟脉亦有属热属实证的，不过这种迟脉必中手有力，按之必实，决不同于虚寒证的当指少力的迟。

4. 诸数脉的辨证

阳气充沛，或热邪亢盛，则鼓动血行之力有余，脉息辐辏，六至以上，是为数脉。多见于阳盛燔灼，侵剥真阴的病变过程中。但同一数脉，其搏动的有力无力，鼓与不鼓，则却有阴阳虚实的不同。数按不鼓，则为寒虚相搏之脉；数而大虚，则为精血销竭之脉；细疾若数，为阴燥似阳之候；沉弦细数，为虚劳垂笃之征。通一子亦云："滑数洪数者多热，涩数细数者多寒，暴数者多外邪，久数者必虚损。"凡此均当细别，不能执一而论。数脉之有力无力,固可以辨其虚实，但亦有虚寒而逼火浮越者，以及真阳欲脱者，都可以见到脉来数甚，亦强大有力，惟细审之，往往缺乏神气，更当以证参之，庶几无误。

5. 虚脉的辨证

虚脉本无专脉，只是贯于诸脉之中。但叔和《脉经》却立有虚实二脉，以后言脉的，便于诸脉之外，别有虚实而脉的专象可言。惟张璐仍谓二十八脉，指下但无力无神，皆谓之虚。这是心领神会之言。临床所见，凡脉体薄弱，轻诊如此，略按则体势顿减，虽不全空，便得叫作虚。大抵脉虚者，多主血虚，主病多在气分。它的形体既薄，而又来去不大者，总是因于气血两虚，气不生血所致，如濡、弱、芤、微、散、涩等脉，可以说都是属于虚脉的范畴。当然，也不局限于这几种脉。郭元峰云："虚脉者，正气虚也，无力也，无神也，有阴有阳。浮而无力为血虚，沉而无力为气虚，数而无力为阴虚，迟而无力为阳虚。虽曰微濡迟涩之属，皆为虚类，然无论二十八脉，但见指下无神，便是虚脉。《黄

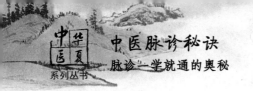

帝内经》曰：按之不鼓，诸阳皆然，即谓此也。故反洪大无神者，即阴虚也；细小无神者，即阳虚也。"故论中单言虚脉的亦不多，惟厥阴病篇云："伤寒五六日，不结胸，腹濡，虚脉复厥者，不可下，此亡血，下之死。"（347 条）

既是亡血的虚脉，当是浮濡无力，或按之中空，而呈芤象。张璐云："凡血虚，非见涩弱，即弦细芤迟……"是也。

6. 实脉的辨证

实脉与虚脉，是相对而言的，虚应无专脉，实脉同样是概见诸脉之中，别无实脉的专象可指。正如张璐所指，二十八脉，但指下有力有神，皆谓之实。临床所见，凡脉体较厚，轻诊如此，重按之体势亦不稍减者，皆可谓之实。大抵实脉多主血实，主病亦多在血分，它的形体既坚厚，而势之来去起伏不大者，血实气虚，气为血所累之故，故痰凝血结之证恒见之。如洪、促、动、滑、弦、牢、长脉等，可以说都是属于实脉的范畴。由于实脉体厚，故浮沉皆得，大而且长，应指愊愊然不虚。表邪实者，浮大有力；里邪实者，沉实有力；火邪实者，洪实有力；寒邪实者，沉弦有力。惟其中亦有真假正邪之辨，周微之云："凡实热者脉必洪，但洪脉按之或芤；实寒者脉必牢，但牢脉专主于沉。正实者，浮沉和缓，则寒不甚寒，热不甚热，此正盛邪微之实脉也。若夫虚寒者，细而实，即紧脉也；积聚者，弦而实，或涩而实；孤阳外脱而实者，即脉经所谓三部脉如汤沸者也。皆兼它脉，此邪盛正败之实脉也。大抵实脉主有余之病，必须来去有力有神，若但形坚硬，而来往怠缓，则是纯阴之死气矣。"故察实脉，必审其兼见之象而后定。论中言实脉的有 3 条：

"病人烦热，汗出则解，又如疟状，日晡所发热者，属阳明也，脉实者，宜下之。"（240 条）

"阳脉实，因发其汗，出多者，亦为太过，为阳绝于里，亡津液，大便因硬也。"（245 条）

"伤寒下利，日十余行，脉反实者死。"（369 条）

前两条的实脉，均为阳明热实证，其脉必实大有力，故均宜泻下，以去其热。惟第二条"阳绝于里"的绝，义同阻隔，犹言阳盛阻阴，非竭绝之义。第三条的实脉，即脉体坚硬，来往怠缓无神，邪盛正衰之候，故主死。

7. 诸细脉的辨证

郭元峰云："细脉似微而常有，细直而软，若丝线之应指，宜于秋冬老弱，为血气两衰之象。"正常人亦多见细脉，正如高鼓峰所说："细脉必沉，但得见滑，即是正脉，平人多有之。"就临床而论，大抵细而弦、细而紧者，多见于浮部，此仍元阳不足，阴寒盛于内外之象。细而滑、细而数者，多见于沉部，此乃热邪内郁，正气难以升举畅达所致。更有病势证炽时，而脉未见细，多为邪在少阳，三焦气结，升降出入之机不利也。周微之云："沉细而迟，实寒内痼；浮细而数，虚阳上越。因气寒而乍见脉细者，温之而可复；因血痹而渐见脉细者，劳损已成也。血液不生，为虚热所耗，而脉管缩小也。朱丹溪谓弦涩二脉，最难调治，予于细脉亦云。盖久病脉细，未有不兼弦涩者也，若更加之一数，则气血皆失其常矣。"盖弦主邪盛，细主气衰，涩主血少，数主虚火煎熬，奄奄将毙，故调治诚难。

8. 诸微脉的辨证

微脉，极其纤细少神，柔弱之至，乃气血两虚之候，尤其是以元阳亏损为多见，故最是阴寒之象。周微之云："凡浮而极薄，却非极细，应指无力而模糊者，亡阳之微也，推其极则羹上肥也。沉而极薄且又极细，似见弦劲，应指无力，不甚模糊者，亡阴于微也，推其极则蜘蛛丝也。极细极薄者，血虚也；应指无力者，气虚也。"《伤寒论·辨脉篇》云："脉瞥瞥如羹上肥者，阳气微也；脉萦萦如蜘蛛丝者，阴气衰也。"周氏之论，即据此而言。总之，微脉不同于濡与弱，濡弱只是形体柔软，而微则极细极薄，而又无力，颇与散脉近似。郭元峰云："夫微脉轻取之而如无，故曰阳气衰；重按之而如无，故曰阴气竭。长病得之多不救，谓其正气将绝也；卒病得之或可生邪，谓其邪气不至深重也。"说明审察微脉，不仅有阴阳之分，还有正邪之别，故临床必须平脉以辨证。

9. 洪大脉的辨证

古无洪脉，以大概之，后渐以脉体大者为大脉，脉势大且数者为洪脉。仲景常以洪大并称，盖脉必两察形势，正不必多立名色。洪大满溢，倍于常见，有阴阳虚实之分。脉来实大，多为邪盛，故有"大则病进"之说；脉大而少力者，则虚大也，故又有"大则为虚"之论。有六脉俱进大者，阴不足而阳有余也；有偏大于左者，邪盛于经也；有偏大于右者，热盛于内也。凡大而数盛有力，皆为实热；虚大无力，为血气虚衰。浮洪表热，多由阴虚；沉洪里热，多为寒束；中洪之脉，浮沉俱见细弱，独中候形体宽大，应指有力，多主脾阳不足，中气不畅，胸满腹胀之证。大致病根总由于湿，兼数则热，兼迟则寒，寒湿而脉洪者，正以气郁中焦，阴霾充塞，阳气不得宜行通畅，清浊升降不分之故。论中言洪大脉的，有以下 4 条：

"服桂枝汤，大汗出，脉洪大者，与桂枝汤如前法。"（25 条）

"服桂枝汤，大汗出后，大烦渴不解，脉洪大者，白虎加人参主之。"（26 条）

"伤寒三日，阳明脉大。"（186 条）

"下利，脉大者，为未止。"（365 条）

10. 诸弦脉的辨证

弦脉之来，劲急有力，气从木化，通于肝脏，可以阴，亦可以阳。弦大兼滑者，便是阳邪，弦紧兼细者，便是阴邪。有风寒外感之弦，有痰血聚积之弦，有情思郁结之弦，有肝阳亢逆之弦，有群阴弥漫之弦，凡此等等，或在气，或在血，或在经，或在脏，或为寒，或为热，总是由于阴阳不和，互相格拒所致。所以弦脉皆主实邪。而无虚证。独有燥弦，非寒非热，乃津液耗竭，不能濡润经脉之故。临床所见，弦而洪为火炽，弦而滑为内热，弦而迟为痼冷，弦而涩为老疟，弦而细数为阴火煎熬，弦而不鼓为脏有陈寒，失血而见弦大为病进，见弦小阴消。张石顽云："弦为六贼之首，最为诸经作病。故伤寒坏证，弦脉居多；虚劳内伤，弦常过半。总由中气少权，土败木贼所致。但以弦少弦多，以证胃气之强弱；弦实弦虚，以证邪气之虚实；浮弦沉弦，以证表里阴阳，寸弦尺弦，以证病气之升沉。"

11. 诸短脉的辨证

脉书多以"不及本位"解释短脉，惟李士材谓短脉非两头断绝，特两头俯而沉下，中间突起，其实仍自贯通。周微之并为其说云："经既云短，必实是脉体之短也。夫脉体何以短也？脉之动者气也，气充满于脉管之中，则首尾齐起齐落，故形见长。气虚不能充贯于脉，则气来之头，鼓指有力，气过之尾，衰弱不能应指矣。故其形似断非断而见短也。经曰：短则气病，于此益明。"特别是肾气厄塞，不能调畅百脉；或因痰气食积，阻碍气道；或因阳气不充等，均可使脉来见短涩促结之状。论中言短脉的只有 1 条。

"发汗多，若重发汗者，亡其阳，谵语，脉短者死。"（211 条）

本条短脉之所以主死，即由于伤津亡阳。汪琥云："谵语脉短者，为邪热盛，正气衰，乃阳证见阴脉也，以故主死。"亡阳，即过汗津液越出的结果。

12. 诸弱脉的辨证

脉来沉细乏力，举之如无。是为弱脉。主气血不足，特别是由于阳气的衰微。故于弱脉的辨证，先当分析其为真阳之虚，抑为胃气之虚所致。郭元峰云："弱为阳气衰微之候，在阴经见之，虽为合脉，然阳气衰微已极，非峻温峻补，良难春回寒谷也。惟血痹虚劳，久嗽失血，新产及老人久虚，宜微弱，然必弱而和滑，可卜胃气之未艾。若少壮暴病而见脉病，咸非所宜。即证虚脉弱，而苟兼之以涩，即为气血交败，其能荣焚下之薪乎。"

13. 紧脉的辨证

紧脉为寒气收引，经脉拘急的脉象。或者热因寒束，亦可见之，其来也更急而鼓甚。暴病见之，为腹痛身疼，寒客太阳，多为浮紧。沉紧在里，为心腹疼，为胀满，为中寒逆冷。张介宾云："寒邪未解，脉息紧而无力者，无愈期也。何也？盖紧者邪气也，力者元气也，紧而无力，则邪气有余，而元气不足也。元气不足，何以逐邪，临此证者，必能使元阳渐充，则脉渐有力，自小而大，自虚而实，渐至洪滑，则阳气渐达，表将解矣。若日渐无力，而紧数日进，则危亡之兆也。"张氏之说，是有一定指导意义的，惟千万不要以紧无甚力，误解为有胃气。论中言紧脉的，主要有以下 4 条。

"太阳病，或已发热，或未发热，必恶寒，体痛呕逆，脉阴阳俱紧者，名为伤寒。"（3 条）

"病人脉阴阳俱紧，反汗出者，亡阳也。"（283 条）

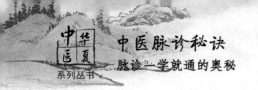

"少阴病，脉紧，至七八日，自下利。"（287 条）

"下利脉数，有微热，汗出，今自愈，设脉紧，为未解。"（《呕吐哕下利病脉证并治第十七》）

四条均为寒邪胜的紧，只是有在表里之不同而已。3 条的脉紧，为寒邪在表，即麻黄汤证，不待言也，以下诸条，均为寒邪在里证。

14. 诸缓脉的辨证

缓脉之来，不浮不沉，不大不小，不徐不疾，不微不弱，和缓适中，鼓指有神，不分男女老弱，人身得此，气和神畅；百病得此，不治自愈，以其为胃气充沛之脉也。换言之，这是无病的缓脉。主病的缓脉，大分之有二，缓而滑大有力者，多实热；缓而迟细者，多虚寒。细分之则有多种，缓而迟者主伤湿，缓而纵者主风热，缓而弱者主气盛。浮而涩者主血虚，浮缓者风伤经络，沉缓者湿伤脏腑，洪缓者湿热盛，细缓者寒湿盛。浮洪无力而缓，主阳虚。更有虚寒之败脉近于缓，风热时病之危脉近于缓等，不一而足，皆为临证之未可忽者。

15. 诸滑脉的辨证

滑脉，按之指下，鼓击有力有神，如珠圆活，替替不绝，匀平如一，这是正常人有胃气的滑脉。也就是《素问》"脉弱以滑，是有胃气"之脉。既病而脉见滑也，则为阳气盛，多主热而有余，主痰饮于食积。浮而滑风痰，沉而滑食痰，滑大滑数为内热，浮而细滑伤饮，浮滑而疾，食不消，脾不磨。它如湿热盛的诸虫病，亦常见关上紧而滑或沉而滑。惟另一种虚滑脉，滑不值手，是津液竭尽，脉络空虚，气无所系之故，如《素问·大奇论》云："脉至如丸，滑不直手，不直手者按之不可得也，是大肠气予不足也，枣叶生而死。"这是滑小无根之脉，大肠金气不足，初夏火旺枣叶生时，便更不能适应了。像这种虚滑脉，总是正气散而无根的败脉，故多主凶。

（1）单滑脉

"伤寒，脉滑而厥者，里有热，白虎汤主之。"（350 条）

此为热邪在里之滑脉。

（2）滑疾脉

"阳明病，谵语，发潮热，脉滑而疾者，小承气汤主之。"（214条）

此为阳明里热之滑疾脉。魏荔彤云："脉见滑疾，是犹带数，热变而传入，尚未坚凝，小承气汤主之，消热调津，足以已病疾。"滑疾，应是滑而急躁不宁之象。

（3）滑数脉

"阳明少阳合病，必下利，脉滑而数者，有宿食也，当下之，宜大承气汤。"（256条）

此为胃有宿食之滑数脉。成无己云："阳明土，少阳木，二经合病，气不相和，则必下利。"《脉经》曰："脉滑者，为病食也。"又曰："滑数则胃气实，下利者脉当微，厥冷，脉滑数，知胃有宿食，与大承气以下之。"

16．小脉的辨证

张石顽云："小脉者，三部皆小，而指下显然。不似微脉之微弱依稀，细脉之微细如发，弱脉之软弱不前，短脉之首尾不及也。"故小脉虽略同于细，但它却大于细，在指下明显，毫不模糊。主要是由于元气不足的反映。如人迎脉来弱小，当为胃气之衰，如气口见之，则属肺气之弱。寸口脉小，阳不足也；尺内脉小，阴不足也。大病之后，脉来小弱，虽为正气之虚，但邪气不退，仍属向愈之机。惟亦有热证实而出现小脉的，如脉形虽小，按之却不衰，久按之犹有力，即为实热固结之候，总由正气不足，不能鼓搏热势于外，所以隐隐略见滑热之状于内也。论中单言小脉的有1条。

"伤寒三日，少阳脉小者，欲已也。"（271条）

此即为邪退正盛的小脉。成无己云："《黄帝内经》曰，大则邪至，小则平。伤寒三日，邪传少阳，脉当弦紧，今脉小者，邪气微而欲已也。"

17．涩脉的辨证

涩脉往来迟难，流动艰涩，有似于止，而实非止，总由津血亏少，不能濡润经络，亦有因痰食胶固，脉道阻滞所致。血液耗竭，经隧不利之涩，多兼虚细；

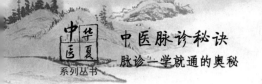
元阳衰弱，动力不足之涩，每见迟难；宿食中阻，气滞不畅之涩，常见沉紧。无论尺寸沉浮，凡脉势难滞者，但见应指有力，即由于实；应指无力，即由于虚。第紧而涩者，全似结脉，但结从来去之怠缓上见，每至皆怠缓；涩从来去的艰涩见，不必每至都艰涩。正由于涩脉并非每至必涩，须察其不涩之至，是滑？是数？为迟？为弦？或结？或微？滑则为痰，数则为热，迟则为寒，弦则为郁，结则为血凝，微则为气衰。察涩脉能如此瞭然，庶几可矣。论中单言涩者，有下列3条：

"二阳并病，太阳初得病时，发其汗，汗先出不彻，因转属阳明。何以知汗出不彻？以脉涩故知也。"（48条）

"伤寒若吐若下后不解，独语如见鬼状，循衣摸床，惕而不安，微喘直视，脉弦者生，涩者死。"（212条）

"下利，寸脉反浮数，尺中自涩者，必清脓血。"（363条）

18. 结代脉的辨证

结脉指下迟缓，频见歇止，止而复来，为阴邪固结之所致。代脉动而中止，不能自还，因而复动，为元气不续之所致。故结脉不似代脉之动止，不能自还；而代脉不似促结之虽见歇止，而复来有力。周微之云："促结之止能自还者，本脏之气未伤，但为邪气阻碍，故其脉稍停，而仍自至于寸口，略远于前至，而并于后至也；亦有并于前至，远于后至者。代之止，不能自还，则本脏之气已绝，不能复至于寸口，故其脉停之有顷，直少一至，待它脏之气至，而后复动也。"总之，结而有力者，方为积聚，结而无力者，仍是真气的衰微，违其运化之常也。代脉如见于疼痛之人，乃气血之阻滞而然。若不因病，脉见止代，是一脏无气，它脏代之，不祥之兆。因病而脉代，其至数不匀者，犹或可生，若不满数至一代，每次依数而止者，多为难治。论中言结代脉者只1条。

"伤寒脉结代，心动悸，炙甘草汤主之。"（177条）

此为气血衰微的结代脉。《医宗金鉴》云："今病伤寒，不因汗下，而心动悸，又无饮、热、寒、虚之证，但据结代不足之阴脉，即主以炙甘草汤者，以其人平日气血衰微，不任寒邪，故脉不能续行也。"

由上可知，脉诊在《伤寒论》中占有非常重要的地位。仲景在撰述大论时曾说:"撰用《素问》《九卷》",他这一杰出的成就,及其主导思想,是否即来自《黄帝内经》呢?我认为是大有关系的。不过《黄帝内经》对疾病的认识,比较重视色和脉,所以《灵枢·邪气藏府病形》说:"色脉与尺之相应也,如桴鼓影响之相应也,不得相失也,此亦本末根叶之出候也。"《素问·五脏生成》说:"能合脉色,可以万全。"仲景既吸取了《黄帝内经》色脉诊的原理,更重要的是通过大量的临证实践,观察到每一疾病脉与证(当然亦包括色)的复杂变化,关系最为密切,竟提出"平脉辨证"的思想方法,从而确立了辨证论治的理论体系,成为中医学理论特点之一,一千多年来一直指导着中医的临床实践。"平脉辨证",既从证以识脉,亦因脉而析证,证因脉明,脉以证著,从而认识到疾病变化的本质,据以立法论治,获得较确切的疗效。

 四、《金匮要略》论脉诊

浙江富阳人民医院名医吴思军指出:《金匮要略》是我国现存最早研究杂病之专书。全书共分 25 篇,前 22 篇在篇名中皆冠上"病脉证并治",而"脉"又列于"证"之前,涉及脉法者有 140 余条之多。可见"脉"在《金匮要略》中的重要程度。现就其在疾病的病因病机、辨病、辨证论治、辨预后等方面的临床意义浅释如下。

1. 以脉审病因、论病机

人体是一个统一的整体,外邪作用于人体或某种原因引起人体内在脏腑阴阳气血失调,其病变必然要从脉象中反映出来。从脉象审病因病机是《金匮要略》脉学中的重要组成部分。它以脉象的部位、主病等来论述发病的原因、病理变化。如《肺痿肺痈咳嗽上气病脉证治第七》曰:"寸口脉数,其人咳,口中反有浊唾涎沫者何?师曰:为肺痿之病。""寸口脉数"是上焦有热的脉象,上焦有热,肺阴受灼,致肺气上逆,因而作咳理应干咳、无痰,今咳反唾涎水,因肺气痿弱,通调失职,失于敷布,脾气上输之津液又有热邪熏灼,致使稠痰白沫随肺气上逆而出,此为肺痿的特征。通过"寸口脉数"指出了肺痿的病因。又如《腹满寒疝宿食病脉证治第十》曰:"腹痛,脉弦而紧,弦则卫气不行,即恶寒,紧则

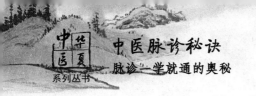

不欲食，邪正相搏，即为寒疝。"是以脉弦而紧论寒疝的病机。弦与紧，皆为阴脉，主恶寒；阳气衰于内，则不欲食，寒气内结而阳气不行，则腹痛，则形成寒疝的病机。可见这里所指的弦紧脉主要是作为病机变化论述。其他如以脉沉审水气病病因，以脉弱审惊悸、吐衄、胸满病因，以微数脉论中风的病机，以弦脉论胸痹病机，以趺阳脉论消渴的病机等等，均说明《金匮要略》以脉审病因、论病机的特点。

2. 以脉辨病、辨证、从脉论治

《金匮要略》中有关脉象的主病比《伤寒论》多，有一脉数病，一病数脉之称。笔者认为，《金匮要略》就是根据脏腑经络的不同生理、病理特点及其在脉象中的反映，以脉象的变化来辨病、辨证并从脉论治。

(1) 辨病

《痉湿暍病脉证治第二》曰："太阳病，关节疼痛而烦，脉沉细者，此名湿痹。"以脉沉细为湿痹的辨病要旨。与《医门法律》曰："湿流关节之病，脉见沉细者，则非有外风与相搏，只名湿痹。湿痹者，湿邪痹其身中之阳气也"之说相一致。又如《血痹虚劳脉证并治第六》曰："男子脉浮弱而涩，为无子。"脉弱为肾阳不足，涩为精血亏虚。即以脉浮弱为诊断男子不育症重要指标。

(2) 辨证

《疟病脉证并治第四》曰："疟脉自弦，弦数者多热，弦迟者多寒。"即从脉象的弦迟与弦数，辨证病的寒热。《医学金鉴》曰："疟脉之病寒热也，三阴三阳皆有之，因其邪伏于半表半里之间，故属少阳，脉自弦也。弦数者多热，弦迟者多寒，谓发作之时，多热为阳盛，多寒为阴盛也。"提示辨疟的寒热，可以脉弦数与脉弦迟加以区别。又如《肺痿肺痈咳嗽上气病脉证治第七》中以数脉的虚实辨肺痿、肺痈等，这些均是以脉辨证的典型范例。

(3) 论治

以脉论治也是《金匮要略》脉学的一大特点。如《疟病脉证并治第四》曰："疟脉……脉弦小紧者下之瘥，弦迟者可温之，弦紧者可发汗针灸也，浮大者可吐之，弦数者风发也，以饮食消息止之。"即从脉象来论治疟病。又如从脉论治腹满，从脉论治水气病等。从脉选方论药，如《水气病脉证并治第十四》曰："水气为病，其脉沉小，属少阴。浮者为风。无水虚胀者，为气。水，发其汗即已。脉沉者宜麻黄附子汤；浮者宜杏子汤。"指出同为水气病，可以脉象不同，辨病位深浅，指导选方用药。

3. 以脉辨预后

根据脉象来辨疾病发展、转归和预后也是《金匮要略》脉学的组成部分。

如《呕吐哕下利病脉证并治第十七》曰："下利后脉绝，手足厥冷，晬时脉还，手足温者生，脉不还者死。"是从脉绝与否论下利的预后。又如《痰饮咳嗽病脉证并治第十二》曰："久咳数岁，其脉弱者可治；实大数者死。"提示痰饮咳嗽日久者正气已虚，脉弱则脉证相符，病当可治；若脉实大而数则为邪盛正衰，病预后不良。虽说原文所指"不治""死"是根据当时的诊病水平而推断，无甚具体参考价值，但其根据脉象的变化，结合病证特点来研究分析疾病的病因病机，并以此辨病、辨证，指导临床选方用药和预测转归的思路与方法，至今仍具有较高的现实意义。

 ## 五、李时珍《濒湖脉学》对脉诊的巨大贡献

明朝时的李时珍在中医药学发展史中最具影响。他的《本草纲目》巨著传世影响力巨大。他的脉学专著《濒湖脉学》对诸脉：浮、沉、芤、洪、细、促、紧、微、伏、动、滑、弱、弦、软、散、缓、长、短、涩、迟、结、革、牢、濡、虚、实、代等 27 脉论精辟，脉与脉间的鉴别秋毫无遗。虽然李时珍在脉学上的贡献不是创造，但《濒湖脉学》为后人乃至今天也是中医脉学教学的必修课。由于《濒湖脉学》易读易记，所以它传世极广，影响力巨大。明代时期的张介宾著《景岳全书》，在《脉神篇》中 28 脉归类于八纲，即：浮、沉、迟、数、大、小、长、短。李中梓著《医宗必读》把 28 脉归类于四纲。诸子百家，百花齐放。

《濒湖脉学》是明代李时珍（1518—1593）所著。李时珍晚号"濒湖老人"。此书成于李时珍晚年，因称《濒湖脉学》。

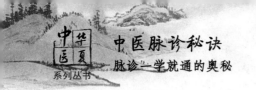
本书内容比较切合实际，易读、易记、易于应用，因此流传甚广，向为初学中医者学习脉法的阶梯。后世有关著作如《医宗金鉴·四诊心法要诀》《四诊抉微》等书的切脉部分大多以此书为蓝本。

本书原分《七言诀》和《四言诀》两部分。《七言诀》为李时珍所著；《四言诀》是他的父亲李言闻根据宋·崔嘉彦的《四言举要》加以删补而成的。从这两部分的内容来看，《四言诀》近似一般概论，综述经脉的生理、产生脉搏的原理，以及切脉方法等等；《七言诀》近似"各论"，主要是分述 27 种脉的不同形状和主病。

李时珍对中医脉学的贡献主要如下。

1. 提出脉诊部位

此段讲寸、关、尺三部的区分。

开始诊察脉搏的时候，让患者伸出手臂，掌心向上，很自然地平摆着，首先看准掌后高骨隆起的地方，这就是"关脉"所在的部位。"关部"的前方为"寸部"，属阳；"关部"的后方为"尺部"，属阴。医生覆手取脉，先把中指头准确地按在"关部"，前后两指尖自然地落在"寸部"和"尺部"的部位上，这时便可以进行仔细地切按了。有少数在"寸口"部摸不着脉的搏动，却在手臂外侧，即"寸口"的上方，可以摸到脉的搏动，这叫作"反关脉"，有的一只手"反关"，有的双手"反关"，一般属生理现象，用不着怪异。

2. 说明诊法

心肝居左，肺脾居右。肾与命门，居两尺部。左为人迎，右为气口。神门决断，两在关后。人无二脉，病死不愈。左大顺男，右大顺女。男女脉同，惟尺则异。阳弱阴盛，反此病至。

此段讲三部分主脏腑以及男女脉相差异。

脏腑气机的变化，都可以在"寸口"反映出来，并各有它一定的部位。如：左手"寸部"属心，"关部"属肝（包括胆），"尺部"属肾（包括小肠、膀胱）。右手"寸部"属肺，"关部"属脾（包括胃），"尺部"属命门（包括大肠）。这是左右两手六部分主脏腑的一般说法；但还有另一种说法，左手寸部叫"人迎"，

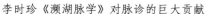

凡属外感表证都在这里诊察；右手寸部叫"气口"，凡属内伤里证都在这里诊察。这种说法来源于王叔和著的《脉经》，后世医家因得不到临床验证，多不表示同意，因此，这里只存作参考。此外，在《黄帝内经》里称结喉两旁的动脉为"人迎"，左右手三部脉都为"气口"，这是古人从全身诊脉的方法之一。《脉经》还把两手"尺部"叫作"神门"，专在这里诊察肾阴、肾阳的变化。肾阴肾阳强，主身体健壮；肾阴肾阳弱，主身体虚衰。如果两手"尺部"的脉都没有了，说明肾阴肾阳十分衰弱，是病情严重的表示。至于男女异性，阴阳各有盛衰，反映在左右两手的脉搏亦略有差别。左为阳，右为阴，男子阳气偏盛，当以左手脉稍大为顺；女子阴血偏盛，当以右手脉稍大为好。再把"寸部"和"尺部"相互比较，寸为阳，男子阳气偏盛，当以寸脉盛尺脉弱为宜；女子阴血偏盛，当以尺脉盛寸脉弱为宜。如果两者相反，便说明是有了病变。

3. 阐述五脏平脉

浮为心肺，沉为肾肝。脾胃中州，浮沉之间。心脉之浮，浮大而散。肺脉之浮，浮涩而短。肝脉之沉，沉而弦长。肾脉之沉，沉实而濡。脾胃脉来，总宜和缓。命门元阳，两尺同断。

此段讲五脏正常脉象的不同表现。

五脏的正常脉象，都可以通过浮、中、沉三候来观察。浮部可以观察心和肺，沉部可以观察肾和肝。浮与沉之间，也就是中部可以观察脾和胃。但这都是从大体上来说的，仔细分析，还各有所不同。心脉的浮，浮中显得大而散，就是指尖稍微着力，便觉得脉体粗大；再稍着力，便觉得脉体阔大软散。肺脉的浮，浮中显得涩而短，就是指头稍微着力，便觉得脉的搏动带有滞涩的感觉；再稍着力，更显得脉有一种短促的感觉。肝脉在沉中出现，不仅脉形显得较长，还具有张力较大的弦象；肾脉也在沉中出现，但有壮实兼软滑的感觉。至于脾和胃的脉象，总以不快不慢、和缓为上。第二部分《部位、诊法》的第二段曾说："肾与命门，居两尺部。"即是左尺部候肾，右尺部候命门。但后世医家的经验认为：命门部位本在两肾的中间，大体上虽然分了左右，实际命门中元阳的盛衰变化，在左右两尺部都可以判断出来。

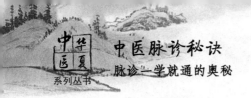

4. 论述脉象与四时关系

春弦夏洪，秋毛冬石。四季和缓，是谓平脉。太过实强，病生于外。不及虚微，病生于内。四时百病，胃气为本。脉贵有神，不可不审。

此段讲四时平脉。

一年四季的气候变化，对于人体是有一定影响的。人体的生理功能为了适应它，必然要随时进行调节，来维持健康。这种调节作用，在脉搏上同样有所反映。春季阳气渐次上升，脉搏相应地张力较强而见弦；夏季气候炎热，脉搏相应地来去充沛而见洪；秋季阳气逐渐衰退，脉搏相应地轻虚浮软而见毛；冬季气候严寒，脉搏相应地沉潜有力而见石。在一年四季里，无论见到弦脉、洪脉、毛脉、石脉，只要都带有一种和缓的脉气，这就说明是身体健康，正常脉象的反映。相反，在洪、弦、毛、石不同的脉搏中，都出现了太过而强实的情况，一般是外感，邪气有余的病变；如果在弦、洪、毛、石中出现了虚弱细微的脉气，大多是内伤，属于正气不足的病变了。总之，无论是诊察四时脉也好，或其他疾病的脉搏也好，最根本的就是要诊察脉搏中是否有"胃气"的存在。脉中有"胃气"，就是脉来"有神"。所谓"有神"，就是脉来和缓。例如：脉虽微弱，却是搏动均匀，这就叫作"有神"、有"胃气"，这就说明身体的正气还存在，病变虽重，仍易治疗。如脉来无"神"、无"胃气"，说明正气已极度衰竭，应当加以注意，不可稍有疏忽。

5. 讲述小儿脉法

小儿之脉，七至为平。更察色症，与虎口纹。

此段讲小儿脉法。

诊小儿脉只需用一个指头，遍诊寸、关、尺三个部位。小儿脉的搏动较成年人为快，三至五岁以下，一呼一吸脉来七至，便算是正常的。八九至为有热，四五至为有寒。小儿脉法，不如大人复杂，只需分辨出强、弱、缓、急就行了。强为实，弱为虚，缓为正，急为邪，这既是小儿脉诊的大纲。除切脉以外，还可以观察小儿的面色，大概是：青白色，主阴邪；黄赤色，主阳热；青色主风、主肝邪、主脾胃虚寒、主心腹疼痛、主暴惊、主惊风；白色主气虚、气脱、主脾肺不足、主寒泻、主慢惊；赤色主火、主痰热、主急惊、主闭结、主伤寒热症；

黑色主水湿、主阴寒、主厥逆、主痛极；黄色主积聚、主蓄血、主脾病胀满；两额鲜红，时显时隐，这是虚阳外越，为阴虚，不同于实热症。诊察小儿疾病，还有诊察"虎口"脉纹一法。大指和食指的交叉处叫"虎口"，所谓诊"虎口"，实际上是看食指的脉纹，食指第一节为"风关"，第二节为"气关"，第三节为"命关"，在这里主要是观察指纹的颜色，紫色为热，红色为寒，青色为风，白色为疳，黑色为中恶，黄色为脾胃病。指纹仅见于"风关"，病轻；见于"气关"则稍重；见于"命关"为严重。疳，多为小儿胃肠病，饮食减少，气血虚衰的总称。习惯上对这种病在十五岁以上的患者叫作"劳"，十五岁以下的便成为"疳"。

6. 讨论妇人脉法

妇人之脉，以血为本。血旺易胎，气旺难孕。少阴动甚，谓之有子。迟脉滑利，妊娠可喜。滑疾不散，胎必三月。但疾不散，五月可别。左疾为男，右疾为女。女腹如箕，男腹如釜。欲产之脉，其至离经。水下乃产，未下勿惊。新产之脉，缓滑为吉。实大弦牢，有证则逆。

此段讲妇人胎产脉法。

诊察妇人的脉象，最基本的是要从营血的虚、实、寒、热几方面来分辨它。人体内的气和血都很重要，但妇人的营血比起男子来尤为重要。所以对于妇女的营血的生理和病理变化的认识，在临床上更有特殊的意义。例如：妇人营血旺盛，便容易受精成胎；如果阳气偏旺而营血不足，便难于受孕。这是因为阴血偏虚，便不能养精；阳气偏旺，更足以伤精的缘故。正因为血能养精成胎，所以一般妇女怀孕以后，首先从脉象方面反映出来的，就是手少阴心经的脉搏，也就是左手寸部脉的搏动，往来流利，颇带滑象，进一步尺关脉也流利而滑，那就是妊娠的征象了。因寸脉属心，尺脉属肾，心主血脉，肾主藏精，精血调和，便能养胎。胎成三个月以后，尺脉来更显得滑而疾数，惟稍加重按，便略带软散，这是胎气初成，还没有至于壮实的征象。胎成五个月以后，胎气逐渐壮实起来，尺脉只是滑而疾数，便没有软散的现象了。胎儿的男女不同，在孕妇的脉象和腹部的形状方面，也有点区别。男胎儿尺脉来多滑疾，腹部胀大有似釜（锅）底，圆而尖凸；女胎右尺脉来多滑疾，腹部胀大成簸箕形，圆而稍平。前人虽有此说，

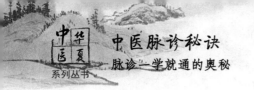

但并不完全如此，只供参考。

孕妇快到临产的时候，脉象也有较大的改变。因为它与平常（经常）所见的脉象有区别、有距离，所以把这种脉叫作"离经"脉。凡孕妇临产，已见"羊水"的，说明生产就快了。如未见"羊水"，说明生产还需稍待时刻，不要突然惊慌忙乱，造成不必要的紧张。生产以后，胎去血虚，但脉来犹见缓滑，是气血没有大伤的表现。若脉来见实、大、弦、牢，或者更出现风病、痉病等种种症状时，是正气初虚，邪气又盛，正虚邪实，便为"逆"症。这里所谓"逆"，仅与脉来缓滑，没有病症的情况相对而言，并不是什么危险。

六、我国第一部脉学专著——《脉经》

我国脉学专著的创始人王叔和，名熙，汉末三国时人。

《脉经》著于公元 280 年左右，是我国传世的第一部脉学专书。该书分十卷，九十七篇，约 10 万字。首次对中医脉象从理论到临床运用作了较全面、系统的论述，使中医脉象学从此开始独立于世界医学之林。《脉经》最突出的贡献是：确立了 24 种脉象名称及其指感形象的标准，首开了脉象鉴别的先河。他博览群书，苦心钻研，把脉名繁多、指感形象不确切、含义亦模糊不清的古代所有的脉象名称加以整理、删节统一，归纳成为 24 种。即浮、沉、芤、洪、细、促、紧、微、数、动、滑、软、弱、弦、微、软、散、缓、迟、结、革、实、代、虚。并且具体地说明它们的形象，使脉象有了明确的标准。这是一个很大的进步。

《脉经》共十卷，它的基本内容和主要特色是。

1. 改进了脉法

《素问·三部九候论》中的脉诊法是对头、手、足三部动脉的普遍切诊，每部又分天（上）、人（中）、地（下）三候，称为"三部九候"，这种切脉法比较烦琐。《伤寒杂病论》改进为三部诊法，是在《灵枢·禁服》"寸口主中，人迎主外"的基础上提出来的。三部即人迎（颈侧动脉）以候胃气，寸口（桡骨动脉）以候十二经，趺阳（足背动脉）以候胃气。王叔和的《脉经》对《难经》提出"独取寸口"的原则，大为赞赏，加以肯定，并进一步使其规范化。寸口分寸、关、尺三部，各部再取浮、中、沉三种脉象，这也称三部九候，这和《素问·三部九候论》的三部九候名同实异。化繁为简，"独取寸口"的切脉方法沿用迄今，为后世临床医生所喜爱。只有在病情危急或病人两手无脉时，才切人迎，趺阳和太溪（足内踝后侧胫后动脉）的，来判断病人的胃气、肾气是否已绝。

2. 把脉、证、治结合

王叔和论脉不是把脉理、脉法孤立地加以论述，而是把脉象、证候和治疗方法有机结合，按人体脏腑的生理、病理和诊断部位加以论述。如《脉经·卷二》"寸口脉浮，中风发热头痛，宜服桂枝汤、葛根汤，针风池、风府，向火灸身，摩治风膏，覆令汗出""关脉浮，腹满不欲食，浮为虚满，宜服平胃丸、茯苓汤、生姜前胡汤，针胃脘，先泻后补之""尺脉浮，下热风，小便难，宜服瞿麦汤、滑石散，针横骨、关元，泻之。"这样把寸、关、尺三个部位的浮脉分别与"中风发热头痛""腹满不欲食""下热风、小便难"等证候，以及丸、散、膏、汤、针灸等具体治法密切结合，使人读来耳目一新，一目了然。正因为《脉经》是一部分析"脉"、辨析"证"、确定"治"的系统著作，因此，它被后世医家广泛地用于临床实践。

3. 详细论述了脉象的辨别方法

《脉经·序》提到"脉理精微，其体难辨，弦紧浮芤，展转相类，在心易了，指下难明，谓沉为伏，则方治永乖，以缓为迟，则危殆立至"。因脉象难辨，《脉经》就把各种脉象归纳为 24 种：浮、芤、洪、滑、数、促、弦、紧、沉、伏、革、实、微、涩、细、软、弱、虚、散、缓、迟、结、代、动。描述了各种脉象的指下感觉，并把相似的脉象进行比较，加以区别，这样便于临床医生掌握应用，不致发生混淆。24 种脉象基本上反映了正常生理和病理条件下的心搏的频率、节律、血液的盈亏和血行的流滞等各种情况，对阐发病机、辨别证候、邪正盛衰、指导治疗、判断预后提供重要的理论依据。《脉经》为脉象的分类奠定了坚实基础，后世的医学家对脉象的进一步概括，大多是在《脉经》的基础上发展起来的，如李时珍的《濒湖脉学》等。

由于脉诊在中医诊断学中独特的地位和作用，历代医家对脉诊均十分重视，

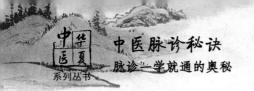

古今中医脉学书籍浩如烟海，精华论述难阅其详。

科学在发展，医学在进步，中医学也在不断发展与演化。脉学作为一种传统诊疗方法怎样汇聚、交融于现代医学科技，这是摆在医家面前的重要课题。那种舍弃与过分夸大脉诊同样是错误的。我们坚信脉诊在疾病的初诊、疾病的转归、预后以及指导疾病的治疗等中都具有十分重要的意义及参考价值。

中医脉诊的理论知识与临床经验非常丰富，亟待我们学习和继承。学好脉诊，既要学好理论，又要在实践中反复体察，深刻领会，方能得心应手。对待中医的脉诊，必须正视脉象的客观存在，才能探求它的实质。

第2讲 脉诊概述

　　脉诊有着悠久的历史，《黄帝内经》记载了"三部九候"等脉法。著名医家扁鹊擅长候脉诊病，《史记·扁鹊仓公列传》曰："今天下之言脉者，由扁鹊也"。《难经》弘扬"独取寸口"候脉言病。东汉·张仲景确立了"平脉辨证"的原则。汉晋·王叔和著《脉经》，分述三部九候、寸口脉法等，确定了24种脉象。李时珍《濒湖脉学》取明代以前脉学精华，载27脉，成脉学指南，李士材《诊家正眼》增定脉象为28种。对于脉理辨析，临证经验互相印证，颇为实用。脉诊对患者身体某些特定部位的动脉进行切按，体验脉动应指的形象，以了解健康或病情。才能逐步识别各种脉象，并有效地运用与临床。"三部九候"，各有所长，不可偏废。

　　"左肝右肺"的命题是中医脉诊的关键概念，实质上以肺为主体和代表的动脉血，主要是氧和气化作用；以肝为主体和代表的静脉血，主要是氧化气化和营养物质。静脉上行，动脉下行，应合了肝升肺降的传统理念，在心脏上部的肺动脉干（经脉血）同主动脉的交汇区（肺主交叉），既是一个解剖学名词"肺主交叉"，又是一个生理概念"动静错位"。在医学理论的创新中，这应该又是一种"舍脉从症或舍症从脉"的取舍，理论概念要服从整体理论体系，中医"左肝右肺"虽有解剖和生理依据，西医"肺主交叉和动静脉错位"，都是服从整体理论体系的必要选择。追本溯源，返璞归真，在整体论，相对论，条件论，进化论基础上，全面继承和发展中医脉象，"医易同源"，脉象，脏象，微象和中医"四诊八纲"的完美结合，"天人合一"，辨证施治，中医脉象研究一定会发扬光大。

　　心跳、脉搏、微循环构成脉象的主要内涵，心、肺、肝、脾、肾无不和脉象有着深刻的内在联系，"医易同源"，中华文化不但创造了《易经》，更创造了

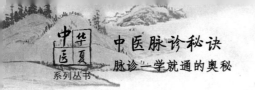

无以类比的《黄帝内经》。《黄帝内经·素问》的"素",本也。治病必求于本。本,根也。中医对动脉的研究,"十二经皆有动脉",三部九候,动脉也。气行则血行,"左肺右肝",从解剖学的角度讲,中医在探求门静脉的走向时,发现肝虽在右腹部,但其静脉血流则通过门静脉,下腔静脉,经右心及肺动脉干,在肺部经过"氧和气化"作用,出左右肺静脉和左心进入主动脉形成人体气血循环。以血管和脉搏为主的脉象反映了"天人合一"中的人体"精气神"变化。以门静脉为主的人体静脉在出右心室时解剖上叫"肺动脉干",并同主动脉在心脏上部大血管交汇区形成"肺主交叉"(肺动脉干和主动脉在心上部的生理交叉),肺动脉干(静脉血)居左,主动脉居右(主动脉血来自左右肺静脉)。在解剖命名上,以肝为主的静脉血上行至右心,但肺动脉干居左;以肺为主的动脉血,经左心下行遍布全身,在肺主交叉中主动脉居右。简单讲,在主动脉和肺动脉干的大血管交叉中,以肝和门静脉血为主的肺动脉干居左,而以左右肺静脉血为主的主动脉居右,在这里不但有"左手心肝肾""右手肺脾命"的"动静错位"称谓即"左肝右肺"(肺主交叉),又有肺动脉干(静脉血),左右肺静脉(动脉血)的称谓和反方向命名(动静错位)。中西医在求同存异方面,做了初步的解剖(左肝右肺)探讨和临床研究。在脉象研究的根本问题上,中医根据静脉血的走向定左右,左升右降,肝升肺降(静脉上行,动脉下行),西医根据心血管左右心室血流走向(入心为静脉,出心为动脉)定命名(肺动脉干中是静脉血,肺静脉中是动脉血),在面对矛盾时,尤其是在中医脉象研究中,求同存异同样是脉象研究的一个必要的选择和命名原则。对"左肝右肺"的探讨,对血管微循环的研究中,肺、肝、肾中"肺泡,肝窦,肾小球"等是以"微循环为核心结构的脏器""气行则血行",脉象的正常和脏腑经络的正常同人体生理功能密切相关。脉象,脏象,微象,诊脉辨病,辨证施治,全面的运用"四诊八纲"是临床医疗保健的必由之路。

一、脉诊原理

1. 心血管是形成脉象的主要脏象

心在五行中属火,在五脏阴阳中属阳中之阳。心主血脉,主神志,为脏腑之大主，生命之主宰，故有"君主之官"之称。心主血脉：血，即血液；脉，即脉管。心、血、脉三者构成的相对独立的密闭系统是由心所主宰的。血液充盈，脉道通利是心主血脉的最基本的前提条件。心主血的生理功能正常，则面色红润光泽，舌质淡红而滋润光泽，脉象和缓有力，胸部舒畅。心主神志，又称心藏神、心主神明。胚胎形成之际，生命之神就产生了。神明之心是人体生命活动的主宰。所以说："心者，五脏六腑之大主也，精神之所舍也。"（《灵枢·邪客》）心主神志和心主血脉两种功能密切相关。心主血脉的功能也受心神的主宰。所以，中医的心神论具有重要的科学价值和实践意义。

脉象是手指感觉脉搏跳动的脉象，或称为脉动应指的形象。脉象的产生，与心脏搏动的力度，血液的黏稠度，心气的盛衰，脉管的通利和气血的盈亏及各脏腑的协调作用直接有关。血管壁的硬度及弹性以及血管微循环综合状态亦是脉搏和血压变化的重要因素。体温和湿度亦是脉象变化的主要条件。

（1）**心脏的一缩一张的搏动**

把血液排入脉管而形成脉搏。"诸血者，皆属于心"，《素问·六节脏象论》说："心者……其充在血脉。"血压、心律、心率、血流动力学、血液流变学，血管壁硬化度、微循环状态形成各种脉象。

（2）**脉管的舒缩**

"夫脉者，血之府也"。脉是气血运行的通道。脉管尚有约束、控制和推进血液沿着脉管运行的作用。脉管依靠自身的弹性收缩，压迫血液向前运行，脉管的这种一舒一缩功能，既是气血周流、循环不息的重要条件，也是产生脉搏的重要因素。心脏的收缩和舒张，血管的舒缩及微循环的生理状态以及血容量等都是维持动脉搏动和脉象的有效条件。

（3）**心阴与心阳的协调**

心气和心阳是心脏的功能活动。生理状态下，心气旺盛，血液充盈，心阴心阳调和时，心脏搏动的节奏和谐有力，脉搏亦从容和缓，均匀有力。血氧和血容量，心搏和外周阻力、血气平衡、酸碱平衡，是平脉和常脉的物质基础。

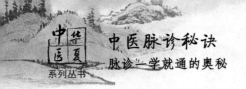

2. 气血是形成脉象的物质基础

气、血是构成人体组织和维持生命活动的基本物质。脉道必赖血液以充盈，因而血液的盈亏，直接关系到脉象的大小：气血不足，则脉象细弱或虚软无力；气滞血瘀，可以出现脉象细涩而不利；气盛血流薄疾，则脉多洪大滑数等。现代脉象研究证明，血氧和血容量是构成脉象的核心条件，脉乃血脉，赖血以充，赖气以行。心与肺、血与气相互作用，共同形成"心主血脉"的活动整体。李闻言在《四言举要》中作了简要的概括："脉乃血脉，血之府也，心之合也……脉不自行，随气而至，气动脉应，阴阳之义，气如风泵，血如波澜，血脉气息，上下循环，周流不息。"

3. 脏腑与脉象形成的关系

肺主气，司呼吸，呼出二氧化碳，吸进新鲜氧气。肺对脉的影响，呼吸平缓则脉象徐和；呼吸加快，脉率亦随之急促；呼吸匀和深长，脉象流利盈实；呼吸急迫浅促，或肺气壅滞而呼吸困难，脉象多呈细涩；呼吸不已则脉动不止，呼吸停息则脉搏亦难以维持。肺的气血氧化及血气状态，肺的气化和氧化功能，化氧为营，血气交融，并有"肺朝百脉"之称。气为血之帅，气行则血行，所以肺气充盈条达是助心行血的必要条件。《素问·经脉别论》："食气入胃，浊气归心，淫精于脉，经气流经，经气归肺，肺朝百脉，输精于皮毛……"肺相傅治节而朝百脉"主行营卫阴阳"。肺既能协助心主神明，又能协助心行全身之血脉，以共同维系着整个血液循环以荣养全身。肺本身能贮存全身总血量的10%，如机体遇某种原因出现少量失血时，首先是微循环的调适，但肺既能释放出一部分贮存的血液参与血液循环。肺循环除吸进新鲜氧气进行气体交换外，还有保持循环血液的清洁，使冠状循环和脑循环免受损害的作用，因肺系唯一在体静脉和左心流出血管之间起过滤作用的器官，并有"毛细血管过滤器"之称。

肺主气，一指呼吸之气，即经呼吸吸入肺的清气（氧气）注入血内以参与血液的循环（动脉血）；二指水谷之精气（静脉血），亦即血液生成的重要物质基础，经肺的宣散以"水精四布"注之于脉内变为血，此乃"受气取汁，变化而赤是谓血"。清气和水谷精气在肺内结合，机体代谢后的津液化为汗液。腠理开则汗孔开，即排汗；腠理闭则汗孔闭，即无汗。汗孔开则散气，亦是排出体内浊气的一种途径，故汗孔又称"气门"，肺主气，气调则营卫脏腑无所不治。肺主气，外合皮毛，调节气机，气行则血行。

脾胃能运化水谷精微，为气血生化之源。碳水化合物，在体内生成二氧化碳和水，耗氧并产生热和能量（水火平衡），为"后天之本"。脉有胃气为平脉，根据胃气的盛衰，可以判断疾病预后的善恶。还依赖脾气的统摄与裹护，即"脾主统血"之谓。自然之气、饮食之气、内分泌功能共同构成后天之气，血气中的血氧饱和度同人体酸碱平衡密切相关，也影响着人体有氧代谢，即人体正常生理状态。

肝藏血，罢极之本，具有贮藏血液、调节血量的作用（静脉的主体和代表）。肾藏精，肾上腺为人体内分泌功能之最，为元气之根，是脏腑功能的动力源泉，亦是全身阴阳的根本。肾气充盛则脉搏重按不绝，尺脉有力，是谓"有根"。精血衰竭，虚阳浮越则脉象变浮，重按不应指，是为无根脉，提示阴阳离散、病情危重。以肺为主体和代表的动脉血及肝为主体和代表的静脉血，是氧化气化和氧化营养的关键环节。

4. 营养和微循环及内分泌系统对脉象的影响

内分泌系统对营养和微循环的影响也是重要的，神经和体液调节决定微循环的生理状态，并形成血压变化中外周阻力变化的决定因素，血液中的精微物质即营养物质，通过血液微循环同组织细胞进行营养和血气交换实现细胞呼吸的氧交换及新陈代谢。红细胞的直径小于真毛细血管，在真毛细血管中，随着真毛细血管的舒缩和依次交替开放，红细胞和白细胞往往呈变形交替通过，红细胞呈扁状，白细胞呈条状并呈一个一个列车状有规律地依次通过，细胞同血管壁的紧密摩擦性，充分体现了生命在于运动，红细胞和白细胞在脉搏及血流并克服血管壁阻力的综合"力学"作用下，维持血液微循环的正常血气循环和细胞的正常功能。对微循环红细胞流动力学及血液流变学的进一步观察和研究，必将提高脉诊的深度和广度。红细胞在微循环的生理及病理改变，是对脉象的

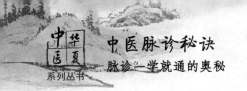

补充和延伸扩张。三部九候脉象反映了人体的一般病理改变，而红细胞在微循环真毛细血管的微脉象则反映了脉管的深层次微脉象和微病理改变。心电图，寸口脉象，微循环血液状态及红细胞生理改变，从多层次反映人体脉象的整体和微观病变。

5. 神经末梢及皮肤和软组织对脉象的影响

神经末梢轴干是一个管状结构，轴浆呈双向循环，除营养神经末梢本身外，尚为神经末梢支配区域提供营养。血管、淋巴管、汗腺、皮肤，皮下组织以及软组织以及内脏组织都充满了神经末梢，十二经及三部九候皆有动脉，人体微循环及淋巴管和汗腺等人体组织器官都充满了神经末梢。神经中枢、神经末梢，在"精气神"层次，文化和基因，人体在各个层次互为促进，互为制约，"天人合一"从宏观层次和微观层次，综合环境，人体自身，从先天层次到后天层次，其中包括"基因"对脉象的影响。人类发展史，人类基因全息了人类信息及全部人体信息，基因和细胞克隆及干细胞研究，都揭示了基因片段的遗传全息，全息的隐性部分和显性部位，副本在一定条件下的复原性和可复制性，是基因研究的重要课题，基因是如何遗传人类巨大的信息量，脉象也是人类基因遗传的象信息之一，"天人合一"从先天和后天层次阐述这个命题，同样是脉象研究的方向之一。

6. 天人合一与脉象

医源于易，从"天人合一"和"太极"层次理解易象和脉象，在太极鱼中，"鱼眼"分别代表，冬至——阳生，夏至——阴生和极阳极阴，代表了阳中有阴，阴中有阳，实质上在太极鱼中，两个"鱼眼"有分别代表两个太极鱼，在太极分层中，大太极为"太极"的顶级结构，"鱼眼"是太极的次级结构，阳中黑点为离为火，阴中白点为坎为水。从太极层次理解脉象，从阴阳水火的层次去理解脉象，火属阳，水属阴，医源于易，从易经层次理解脉象的阴阳属性，便于更好的理解《黄帝内经》和脉象。中医脉学起源于 2500 年以前。最早见于战国秦汉时期（公元前 2 世纪）《黄帝内经·素问》及公元前 5 世纪秦越人（扁鹊）的《八十一难经》。中医的脉学起源于《黄帝内经·素问》普及于《难经》，发展于《脉经》，普及于《濒湖脉学》。

人体血液在全身运行，脉搏的形成就是由于心脏的收缩，左心室将血液排送到动脉血管内，冲击血管壁所引起的波动，这一波动现象就是中医所称之脉象。《素问·五脏生成》中曰："心之合脉也"，又曰："诸血者皆属于心"。《素问·脉要精微论》中又曰："夫脉者，血之府也。"《素问·六节藏象论》曰："心者，生之本、神之变也，其华在面，其充在血脉。"《灵枢·决气》曰："壅遏营气，令无所避，是谓脉。"五脏六腑之气，皆通于脉。阴病见阳脉者生，阳病见阴脉者死。当脏腑生理发生变化时，便会影响血液在血管中正常运行，脉搏随之亦会发生变化，而形成病脉。李时珍的《濒湖脉学》分为 27 种。李士材的《诊家正眼》曾定脉象为 28 种。

 ## 二、血管生理

1. 血流与血压

血管是血液流动的通路。血流动力学，其主要内容是研究血流量、血流阻力与血压三者之间的关系。有足够的血流量，才能保证向组织提供充足的血液。血流量大小取决于两个主要因素，一个是推动血液流动的压力差，另一个是妨碍血液流动的阻力。

血压是指血管内的血液对血管壁的侧压力。血压包括：动脉压、毛细血管压和静脉压。毛细血管近动脉端约为 4.0kPa，近静脉端约为 1.6kPa，腔静脉处接近循环终点，血压最低，几近于零。血管两点之间的压力差，是推动血液流动的直接动力。

血流阻力是指血管阻碍血液流动的力，它与血管长度和血液黏滞度成正比，与血管半径的四次方成反比。毛细血管前的小动脉和微动脉是形成血管阻力的主要部位。因此将该处形成的血流阻力称为"外周阻力"。

2. 动脉血压

动脉血压简称血压，它能促进血液克服阻力，向前流动。在心动周期中，心室收缩时，动脉血压升高，其最高值成为收缩压；心室舒张时血压下降，其最低值成为舒张压。收缩压与舒张压之差称为脉压。脉压为 4.0 ～ 5.3kPa

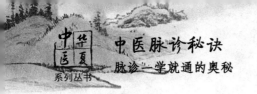
（30～40mmHg）。平均动脉压＝舒张压＋脉压/3（约100mmHg）。收缩压持久超过18.7kPa（140mmHg），舒张压持久超过12.0kPa（90mmHg），则可认为是高血压。

3. 动脉血压的形成和影响因素

（1）动脉血压的形成

在心血管的封闭管道中必须有足够的血液充盈，才能产生血压。在具有足够的充盈压的基础上，血压的形成尚需具备三个因素：心脏射血，外周阻力和大动脉弹性。

心脏在循环系统中起着泵血的作用，心室肌收缩，将血液射入主动脉。一部分成为推动血液前进的动力，另一部分形成对血管壁的侧压，动脉血压的形成是心室射血和外周阻力两者相互作用的结果。

心室每次收缩时向主动脉射入60～80ml血液。由于存在外周阻力（主要在小动脉和微动脉处），只有每搏输出量1/3的血液能从主动脉流向外周。当心室舒张时，将血管内贮存的那部分血液继续向前推动，主动脉和大动脉的血液流向外周。因此，虽然心室射血是间断的，但由于大动脉的弹性贮器作用，动脉的血流是连续的。另一方面，在心脏舒张期大动脉弹性回缩继续推动血液前进，使心室间断的射血变为动脉内的持续血流。

（2）影响动脉血压的因素

在维持足够血量的前提下，影响心排血量和外周阻力的任何因素都可能影响血压。收缩压升高明显，舒张压升高可能不多，脉压增大。反之，收缩压降低，舒张压变化也不明显，故脉压减小。

影响血压的第二个因素则为外周阻力。在整个循环系统中，外周阻力主要指小动脉和微动脉处所形成的阻力。在一般情况下，外周阻力对收缩压和舒张压均有影响，但以影响舒张压为主。所以舒张压的高低，可反映外周阻力的大小。老年人动脉血压与青年人的相比，收缩压较高，舒张压较低，脉压增大。

循环血量和血管系统容量相适应，才能使血管足够地充盈，产生一定的体循环平均充盈压，这是血压形成的前提。如果循环血量不变，而血管扩张，血管系统容量增大，也能造成血压下降。

（3）动脉脉搏

动脉脉搏简称脉搏。这种发生在主动脉根部的振动波可沿着动脉壁依次向全身各动脉传播，这种有节律的动脉搏动，称为脉搏。脉搏的强弱与心排血量、动脉的可扩张性和外周阻力有密切关系。因此，脉搏是反映血管功能的一项重要指标。中医学历来十分重视通过切脉来诊断疾病。

桡动脉脉搏波形包括一个升支和降支。升支是左心室射血时使动脉壁突然扩张所引起的；降支坡度较平坦，降支的上段是由于心室射血后期，大血管开始回缩，动脉血压逐渐下降所形成的。在降支中段出现的小波称为降中波，降中波前面的小凹部分称为降中峡。降中峡的产生是由于左心室舒张，血压突然下降，管壁回缩所形成。降中波则是由于主动脉压再次稍有升高，管壁又稍有扩张而形成。脉搏波受外周阻力等多种因素的影响。如外周阻力加大，心排血量少，则脉搏波的上升支的斜率小，幅度低，下降支的下降速率较慢，坡度较平坦；外周阻力减小，心排血量大，则上升支较陡，幅度也较大，下降支的下降速度较快，下降支也较陡。

 ## 三、微循环的调节

微循环的调节主要是关于真毛细血管交替开放与关闭的调节，使组织的血流量与其代谢水平相适应。当真毛细血管关闭一段时间后，局部组织中的代谢产物聚集增多，使该处的后微动脉和毛细血管前括约肌舒张而导致真毛细血管开放，随后，后微动脉和毛细血管前括约肌又收缩，使真毛细血管又关闭。如此周而复始形成真毛细血管的交替开放。在安静时，肌肉中的真毛细血管大约只有 20% 开放。这一比例的改变是影响脉象的重要作用，也是中医微观辨证的关键指标。在一般情况下，这种收缩和舒张的交替为每分钟 5 ～ 10 次。同一组织不同部位的毛细血管也是交替地开放和关闭的。通过这种调节过程使组织总的血流量与组织的代谢水平相适应。

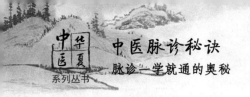

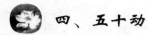

四、五十动

指医生对病人诊脉的时间一般不应少于 50 次脉跳的时间。两手以 3 分钟左右为宜。脉搏节律不齐的促、结、代等脉象,三五不调的脉象。一息是指一呼一吸,正常人每分钟呼吸 17 ～ 18 息,而正常的脉象是一息四至成五至,相当于脉搏每分钟跳动 72 ～ 80 次。

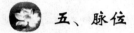

五、脉位

脉位浅者为浮脉,脉位深沉者为沉脉等。脉管较充盈,搏动幅度较大者为洪脉;脉管充盈度较小,搏动幅度较小者为细脉;脉管弹性差、欠柔和者为弦脉;脉体柔软无力者为濡脉、缓脉等。

轴向和径向由心脏和阻力影响所产生的流利度;由血管弹性和张力影响而产生的紧张度等。脉动势力强弱及流畅程度。应指有力为实脉;应指无力为虚脉;通畅状态较好,脉来流利圆滑者为滑脉;通畅状态较差,脉来艰涩不畅者为涩脉等。

脉率 70 ～ 90 次 / 分,有胃气的脉应是不疾不徐、从容和缓。"脉弱以滑,是有胃气。""凡脉不大不细,不长不短,不浮不沉,不滑不涩,应手中和,意思欣欣,难以名状者,为胃气。"从容、徐和、软滑的感觉。即使是病脉,不论浮沉迟数,但有冲和之象,便是有胃气。"脉中有力,即为有神""缓即为有神",按指之下若有条理,先后秩然不乱者,此有神之脉。脉之有神是指脉律整齐、柔和有力。即使微弱之脉,但未至于散乱而完全无力;弦实之脉,仍带柔和之象,皆属脉有神气。脉来散乱,时大时小,时急时徐,时断时续,或弦实过硬,或微弱欲无,都是无神的脉象。"脉以胃气为有神"。

病人形神充沛,虽见脉神不振,尚有挽回之望;若形神已失,虽脉无凶象,亦不能掉以轻心。尺脉有力、沉取不绝,尺部沉取应指有力,就是有根的脉象。证虽危重,但尺脉沉取尚可摸得,则为肾气未绝,若尺脉沉取不应,则说明肾气已败,病情危笃。胃神根是三位一体的,只要节律整齐,有力中不失柔和,和缓中不失有力，尺部沉取应指有力，就是有胃、有神、有根的表现，说明脾胃、心、肾等脏腑功能不衰，气血精神未绝，虽病而病尚轻浅，正气未伤，生机仍在，预后良好。

女性的脉势较男性的脉势弱，且至数稍快，脉形较细小。3 岁以内的小儿，一息七八至为平脉；5—6 岁的小儿，一息六至为平脉；青年人的脉象较大且有力，老年人脉象多弦，所以，滑、弦都可以是相应年龄组的平脉。较长、较短。瘦人脉多浮，胖人脉多沉；有六脉同等沉细而无病者，称为"六阴脉"；有六阴脉同等洪大而无病者，称为"六阳脉"，均不属病脉。喜则气缓而脉多缓；怒则气上而脉多弦。剧烈活动之后，脉多洪数；入睡之后，脉多迟缓。酒后、饭后脉稍数而有力；饥饿时脉多缓弱。"春脉微弦""夏脉微钩""秋脉微毛""冬脉微石"。昼日脉象偏浮而有力，夜间脉象偏沉而细缓。东南方，细软偏数；西北方，脉象多沉实。

《脉经》辨尺寸阴阳荣卫度数第四："夫十二经皆有动脉，独取寸口，以决五脏六腑死生吉凶之候者，何谓也？然；寸口者，脉之大会，手太阴之动脉也。"寸关尺总持和单持，可触压动脉搏动的多种指标，熟悉血流动力学和血液流变学可加深理解脉搏及脉象的深层含义。

 ## 六、血流动力学

血流动力学主要是研究血流量、血流阻力和血压及它们之间的关系。血管系统是比较复杂的弹性管道系统，血液内含有血细胞和胶体等物质而不是"理想流体"。除服从流体力学的一般规律外，还有其自身的特点。流速与横截面积成反比，即血管中横截面积大处的流速较慢，横截面积小处的流速较快。心室射血期间，主动脉内血液的动能相当于 2.7mmHg，仅占血液总压能的 3% 左右，但在剧烈运动时，血流速度加快 5 倍，使动能增加 25 倍，可使端压值与侧压值相差 30%。这一差异在血压较低的肺动脉处更为明显。重力对血压也有很多大的影响。

血液黏滞性在血流动力学中的作用更应引起临床重视。管道中流动的液体

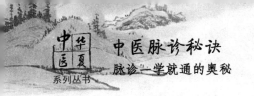

设想为分成许多同轴的液层，各液层的流速不同，越靠近轴心的液层流速越快，越靠近管周的液层流速越慢，最紧靠管壁的液层流速为零。相邻的两层液体之间发生相互作用，流速快的液层有一向前的力作用于其紧邻的流动较慢的液层上，并使其流速加快；流速较慢的液层则有一方向相反的力，阻滞其流动；流体内部的摩擦对液层之间的相对运动有阻碍作用，当外力作用于物体时，物体只改变形状而不改变容积的运动形成称为"切变"；流体形变（流动）的速度称为"切变速率"，它反映液体层间流动速度的变化，即速度梯度。液体只有克服了内摩擦力后才能流动。遵循牛顿黏滞性定律的流体称为"牛顿流体"，水、血浆等属于牛顿流体。不遵循这一规律的流体，如血液，称为"非牛顿流体。"

影响血液黏滞度的主要因素有：①红细胞比容；②血流的切变速率，当切变速率较高时，轴流现象明显，红细胞流动时发生的旋转及红细胞之间的相互碰撞都很少，故血液的黏度较低。反之，当初变速率较低时，红细胞可发生聚集，使血液黏度增高；③温度降低时，血液的黏度增加；④血管的口径，血液在较粗的血管内流动时血管口径不影响血管血液黏度。

层流与湍急，当血液在小血管内以层流的方式流动时，红细胞有向中轴部位移动趋势，这种现象称为"轴流"，而在管壁附近形成无血细胞的血浆层。血液在血管内以湍流方式流动时，血液中各质点的流动方向不再一致，血流阻力大于层流。由层流转变为湍流，在血流速度快、血管口径大、血液黏度低的情况下易发生湍流；在血流遇到障碍，或血液流经血管分叉处和粗糙面时，也容易产生湍流。若管道中出现狭窄区等情况时，则可使该处的血流速度加快，而在其下游处形成湍流区，脉诊对血管中湍流的形成和不同脉象的形成是一个综合因素。洪脉和紧脉的形成同湍流有密切关系。

血管是一可扩张的管道，其内压取决于管腔和其周围之间的压力差。跨壁压是指血管内的血液对管壁的压力与血管外组织对管壁压力之差。当管壁张力增大到一定限度时，管壁难以承受增高的跨壁压，将会发生破裂。毛细血管虽然很薄，但由于其管径细，管壁张力很小，故一般情况下不会发生破裂。

静脉系统血管的容积比动脉系统的大 3 倍，其顺应性比动脉系统的大 24 倍，而在动脉系统，当贮存 500ml 血液时，血压接近于 0mmHg；而将贮血量增加到 750ml 时，则血压可高达 100mmHg。可见动脉管壁的顺应性也是影响动脉血压值的重要因素之一。主动脉和大动脉的顺应性较高，随着年龄的增长，人体血管壁纤维组织不断增生，但弹性纤维相对减少，相邻纤维层之间形成的粘连越来越多，血管的顺应将逐渐变小，大动脉弹性贮器的作用也就相应减弱。

在整个体循环中，动脉、静脉和毛细血管各段总的血流量都是相等的，即都等于心排血量。器官血流阻力的变化时调节器官血流量的主要因素。

血流速度，血液在血管内流动时，血流速度与血流量成正比，比血管的横截面积成反比。毛细血管中的血流速度最慢（0.03cm/s）。血流阻力，血液在血管内流动时所遇到的阻力称为"血流阻力"，是由于血液流动时因摩擦而消耗量，通常表现为热能。故血液在血管内流动时，因克服阻力而压力逐渐降低。在湍流时，血液中各质点的流动方向不断改变，故消耗的能量比层流时更多，血流阻力也更大。正常时血流阻力的分配为：微动脉占 41%，毛细血管占 27%，静脉系统占 7%。可见小血管（小动脉及微动脉）是产生阻力的主要部位。小血管则是其"外周"部分；故小血管阻力称为"外周阻力"。

血流阻力与血管的长度和血液的黏度成正比，与血管半径的 4 次方成反比。如果血管的半径缩小一半，血流阻力将增加至原先的 16 倍；相反，如果血管半径扩大一倍，其血流阻力将降低至原先 1/16。血管的口径则易受神经体液因素的影响而改变。机体主要通过控制各血管的口径而改变外周阻力，从而能有效地调节各器官的血流量。各种脉象的形成同外周阻力密切相关，多种可见病因的变化都会影响脉象，心搏，血压，血液黏稠度，血管壁硬化度，外周阻力，层流湍流，都是决定脉象的主要病因。脉搏曲线图，脉搏平面图，都是从不同层面阐述了脉象诊断的各自特点，为临床诊断提供了有益的辅助诊断及重要借鉴。

人凡五十岁以上者，不硬、不顶指、不虚软，而是流利圆滑、柔中有刚的就是寿脉。反之，坚脉搏指，刚中无柔，或过快过慢的脉就不是寿脉。《黄帝内经》认为正常脉不应该少于 60 次，也不应该多于 80 次，也就是说正常老年人脉搏每分钟在 60 ～ 80 次。也即一息四至，就是一呼一吸这段时间内脉跳 4 次为正常。

冠心病、动脉硬化的脉象多为滑脉或涩脉。动脉硬化、冠心病的人脉象为

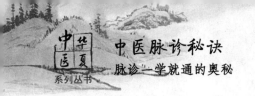
滑脉而硬，并且指下的感觉偏硬，如伴有高血压的脉象多弦滑。老年人出现涩滑要考虑动脉硬化导致脉管狭窄血流不畅的情况。

 ## 七、脉诊的意义

诊脉是中医临床不可缺少的诊察步骤和内容。脉诊之所以重要，是由于脉象能传递机体各部分的生理病理信息，是窥视体内功能变化的窗口，可为诊断疾病提供重要依据。

中医整体观指出，人体是一个有机整体，《灵枢·脉度》载："阴脉荣其脏，阳脉荣其腑……其流溢之气内溉脏腑，外濡腠理。"表明机体各种部分的功能有赖经络气血的运行流注和温煦濡养而实现；同时人体又与自然界相应，人的经脉气血随日月运转而产生相应的变化，正如《素问·脉要精微论》所说："四变之动，脉与之上下。"上述各种生命现象，都通过脉象的动态变化及时地反映出来。但是，脉象的生理性变异有一定的限度和规律（不失胃气为平）。当机体遭受外邪侵扰时，这种生理性平衡就遭到破坏，造成气血、脏腑功能逆乱，反映在脉象上就出现各种病脉。《景岳全书》载："脉者气血之神，邪正之鉴也，有诸中必形诸外。故血气盛则脉必盛，血气衰则脉必衰，无病则脉必正，有病则脉必乖。"脉象的盛、衰、正、乖都是气血邪正的外在表现，通过诊脉可以了解气血的虚实，阴阳的盛衰，脏腑功能的强弱以及邪正力量的消长，为治疗指出方向。医生不识脉就无以辨证，辨证就无以论治，只有精通脉理方能称为良医。脉诊在临床中的意义，归纳起来有以下 4 个方面。

1. 辨别病情

历代医家在长期临床实践中，总结出很多脉的形态特征和主病范围，使一些脉象的临床意义比较明确，如《素问·脉要精微论》就有"长则气治，短则气病，数则烦心，大则病进，上盛则气高，下盛则气胀，代则气衰，细则气少，涩则心痛……"的记载，这些脉象的生理病理意义多比较明确，各有特定的诊断意义，后人又不断地加以总结，归纳出浮、沉、迟、数、大、小、滑、涩"八纲脉"，即数则为热，迟则为寒，浮则为表，沉则为里，滑大为实，涩小为虚等，这样的辨诊是临床辨证和证候鉴别诊断的重要指标之一。

2. 阐述病机

以脉象论述病机的方法在仲景文献中屡见不鲜，如《金匮要略·水气病》曰："寸口脉沉而迟，沉则为水，迟则为寒，寒水相搏。趺阳脉伏，水谷不化，脾气衰则鹜溏，胃气衰则身肿。少阳脉卑，少阴脉细，男子则小便不利，女子则经水不通，经为血，血不利则为水，名曰血分。"这是从寸口脉沉迟、趺阳脉伏、少阴脉细的脉象特征及其与相应脏腑的联系，阐述水气病的形成机制是由肺、脾、肾三脏的气化功能失调所致，并指出经水不通，瘀血内停产生水肿病状的病机。又如《金匮要略·胸痹心痛短气病》所说的"脉阳微阴弦，即胸痹而痛"之文中，阳微阴弦是指关前（寸部）脉微弱、关后（尺部）脉弦急、阳微为胸阳不足，阴弦为阴邪内盛，二者结合，说明上焦阳虚，下焦阴邪乘虚冲逆于上，导致胸痹而痛。

3. 指导治疗

脉证合参辨明病机，对确定治则，选方用药有着重要的作用。如咳嗽一症有多种疗法，"咳而脉浮者，厚朴麻黄汤主之；脉沉者泽漆汤主之"。（《金匮·肺痿肺痈咳嗽上气病》）"咳家其脉弦，为有水，十枣汤主之"。（《金匮·痰饮咳嗽病》）上述咳嗽病的三种治疗方法的制定，主要依据于脉象。脉浮者为饮邪上逆，病位偏表，病势向上，故用厚朴半夏汤宣肺散饮，降逆平喘；脉沉者是病在里，沉脉又主水邪，故用泽漆汤，逐水通阳，止咳平喘；久咳、弦脉主留饮，故用十枣汤攻逐水饮，使邪去而咳自平。又如《金匮·黄疸病》所述的酒疸，腹满与欲吐并见时，脉浮者先用吐法，脉沉者先用下法，提示从症状方面难以论治的时候，审察脉象是有决定性意义的。

同时凭脉辨证后进行治疗，可以切中病机，防止盲目投药而造成的"误治""坏病"等情况产生。《伤寒论·太阳病》曰："太阳中风脉浮紧，发热恶寒身疼痛，不汗出而烦躁者，大青龙汤主之，弱脉微弱，汗出恶风者，不可服之。"因为脉微弱为里虚之候，不可用大青龙汤峻汗之剂，若犯此禁例则可产生厥逆、筋惕肉𥆧之变。此外，"尺中脉迟不可发汗"（阴血少）、"微数之脉不可灸"（虚热）

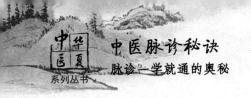

等，对临床治疗都有指导意义。

4. 推断预后

通过诊脉判断病情的轻重，推测预后的凶吉，观察疗效的好坏，不仅能及时反馈病变的信息，采取有力的措施，尚能"视死别生"。

观察脉象推断疾病的进退和预后，必须结合症状，脉证参合；并要注意对脉象的动态观察。如外感脉象由浮转沉，表示病邪由表入里；由沉转浮为病邪由里出表。久病而脉象和缓，或脉力逐渐增强，是胃气渐复，病退向愈之兆；久病气虚或失血、泄泻而脉象虚大，则多属邪盛正衰，病情加重的征兆。热病脉数多滑数，若汗出热退而脉转缓和为病退；若大汗后热退身凉而脉反促急、烦躁者为病进，并有亡阳虚脱的可能。正如《景岳全书·脉神章》所说："若欲察病之进退吉凶者，但当以胃气为主，察之之法，当今日尚和缓，明日更弦急，知邪气之愈进，邪愈进则病愈甚矣。今日甚弦急，明日稍和缓。知胃气之渐至，胃气至则病渐轻矣。即如顷刻之间，初急后缓者，胃气之来也；初缓后急者，胃气之去也，此察邪正进退之法也。"所以患者出现不充实、不流利、缺乏和缓从容之势的脉象是预后凶险的征兆。

此外，脉象和症状都是疾病的表现，二者通常反映一致的特性，若脉与症不一致时，则提示病情比较复杂，治疗比较困难，预后较差，如脱血者脉反洪，是元气外脱的征兆；病寒热而脉反细弱是元气虚陷，正不胜邪的现象。这些多反映邪正的消长和病情的进退，因此对推测疾病的预后吉凶有一定意义。

当然，关于疾病的预后尚应脉证结合，综合参考，方能正确地推断预后。而且，随着现代医学科技的发展，对一种疾病的生理、生化、病例的研究，将逐渐认识其规律及必然性，采取脉象与临床工作的互参更具有跨时代意义。

《医宗金鉴·四诊心法要诀》将病脉的顺逆编成四言歌诀，较有影响。选择如下供临床参考。

脉之主病，有益不宜；阴阳顺逆，吉凶可推。

中风之脉，却喜浮迟；坚大急疾，其凶可知。

伤寒热病，脉喜洪浮；沉微涩小，证反比凶。

汗后脉静，身凉则安；汗后脉躁，势甚必难。

阳证见阴，命必危殆；阴证见阳，虽困无害。

劳倦伤脾，脉当虚弱；自汗脉躁，死不可却。

疟脉自弦，弦迟多寒，弦数多热，代散多难。

溲泻下痢，沉小滑弱；实大浮数，发热则恶。

呕吐反胃，浮滑者昌；沉数细涩，结代者亡。

霍乱之候，脉代勿讶；舌卷囊收，厥伏可嗟。

咳息抬肩，浮滑是顺；沉涩肢寒，切为逆证。

火热之证，洪数为宜；微弱无神，根本脱离。

骨蒸发热，脉数而虚；强而涩小，必殒其躯。

劳极诸虚，浮软微弱；土败双弦，火炎细数。

失血诸症，脉必见芤；缓小可喜，数大堪忧。

蓄血在中，牢大却宜；沉涩而数，速愈者稀。

三消之脉，数大者生；细微短涩，应手堪惊。

小便淋闭，鼻色必黄；实大可疗，涩小知亡。

癫乃重阴，狂乃重阳；浮洪吉象，沉急凶殃。

痫宜浮缓，沉小急实；但弦无胃，必死不失。

心腹之痛，其类有九；细迟速愈，浮大延久。

疝属肝病，脉必弦急；牢急者生，弱急者死。

黄疸湿热，洪数便宜；不妨浮大，微涩难医。

肿胀之脉，浮大洪实；细而沉微，岐黄无术。

五脏为积，六腑为聚；实强可生，沉细难愈。

中恶腹胀，紧细乃生；浮大为何？邪气已深。

痈疽未溃，洪大脉宜；疾其已溃，洪大最忌。

肺痈已成，寸数而实；肺痿之症，数而无力。

痈痿色白，脉宜短涩；数大相逢，气损血失。

肠痈实热，滑数相宜；沉细无根，其死可期。

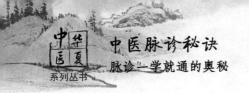

妇人有子，阴搏阳别；少阴动甚，其胎已结。

滑疾而数，胎必三月；按之不散，五月可别。

 ## 八、诊脉的部位和方法

（一）诊脉部位

诊脉部位历来就有多种。《素问·三部九候论》有三部九候诊法；《灵枢·终始》提出人迎寸口相参合的诊法；还有《素问·五脏别论》提出独取寸口可以诊察全身状况的论述。张仲景吸取人迎、寸口脉象比较的思路，在《伤寒杂病论》中常用寸口跌阳或太豁脉的诊法。"独取寸口"的理论，经《难经》的阐发，到王叔和的《脉经》，不仅理论上已趋完善，方法亦已确立，从而得到推广运用，直至当今还是中医临床不可缺少的、重要的诊法之一。

1. 寸口诊法

寸口又称气口或脉口。寸口诊法是指单独切按桡骨茎突内侧的一段桡动脉的搏动形象，以推测人体生理、病理状况的一种诊察方法。

寸口脉象为什么能反映五脏六腑的病变？《素问·五脏别论》说："胃为水谷之海，六腑之大源也，五味入口，藏入胃以养五脏气，气口亦太阴也。是以五脏六腑之气味，皆出于胃，变见于气口。"《难经·一难》又指出："十二经脉中皆有动脉，独取寸口，以决五脏六腑死生吉凶之法，何谓也？然，寸口者，脉之大会，手太阴之动脉也。"以上说明独取寸口的道理，一是由于寸口位于手太阴肺经的原穴部位，是脉之大会。手太阴肺经起于中焦，所以，在寸口可以观察胃气的强弱；二是脏腑气血皆通过百脉朝会于肺，所以脏腑的生理病理变化能反映于寸口脉象。

寸口脉分为寸、关、尺三部。通常以腕后高骨（桡骨茎突）为标记，其内侧的部位为关，关前（腕侧）为寸，关后（肘侧）为尺。两手各有寸、关、尺三部，共六部脉。桡骨茎突处的桡动脉行径比较固定，解剖位置亦比较浅表，毗邻组织比较分明，诊脉方便，易于辨识，故为诊脉的理想部位。

寸关尺三部又可施行浮、中、沉三候。《难经·十八难》说:"三部者,寸、关、尺也;九候者,浮、中、沉也。"

由此可见,寸口诊法的三部九候和遍诊法的三部九候名同而实异。

关于寸关尺分候脏腑的问题,根据文献记载有几种不同的说法,具有代表性的意见如表所示。

★ 表5　寸口与脏腑相应的几种说法比较

文　献	寸		关		尺		说　明
	左	右	左	右	左	右	
难　经	心	肺	肝	脾	肾	肾	大小肠配心肺是表里相属,右肾属火,故命门亦候右尺
	小肠	大肠	胆	胃	膀胱	命门	
脉　经	心	肺	肝	脾	肾	肾	
	小肠	大肠	肝	胃	膀胱	三焦	
景岳全书	心	肺	胆	脾	肾	肾	大肠配左尺是金水相从;小肠配右尺是火居火位
	心包络	膻中	胆	胃	膀胱大肠	三焦命门小肠	
医宗金鉴	心	肺	肝	脾	肾	肾	小肠配左尺,大肠配右尺是以尺候腹中的部位相配,故又以三焦分配寸、关、尺三部
	膻中	胸中	膈胆	胃	膀胱小肠	大肠	

从上表可以看出,寸口六部脏腑分候中,五脏相应的定位是一致的,主要分歧在六腑。产生分歧的主要原因不外两个方面,一是根据脏腑经络相表里的关系,把肺与大肠同定位于右寸,心与小肠同定位于左寸;另一种是根据脏腑的解剖位置,"尺主腹中"所以把大小肠定位在尺部;将尺部定为三焦的仅个别医家的意见。现在临床上大致认为:左寸候心,右寸候肺,并统括胸脐以下至足部疾病。这种寸口脉法的脏腑相应定位,在临床实践中积累了丰富的经验。但是,其中还存在着不少理论和实际问题,有待进一步研究。

寸口脉象主病的意义在临床上常用"独异"主病的概念。即首先综观三部脉的共同特征，了解脉象变化与病性病位的关系，如：弦主肝病，濡主脾病，洪数多主热证，沉紧多主寒证等，然后再比较六部脉象，是否在某一部位有独特的变化，根据脏腑与寸口脉相应的关系，推测发病部位。此外，也有不分寸、关、尺，但以浮、中、沉分候脏腑的方法，如以左手浮取候心，中取候肝，沉取候肾；右手浮取候肺，中取候脾，沉取候肾（命门）。

2. 三部九候诊法

《素问》三部九候诊法，又称为"遍诊法"，是辨诊上、中、下三部有关的动脉。上为头部、中为手部、下为足部。在上、中、下三部又各分为天、地、人三候，三三合而为九，故称为"三部九候诊法"。三部九候的部位见表6。

★ 表6　遍诊法诊脉部位及临床意义

三　部	九候	相应经脉和穴位	所属动脉	诊断意义
上部（头）	天	足少阳经（两额动脉）太阳穴	颞浅动脉	候头角之气
	地	足阳明经（两颊动脉）巨髎穴	面动脉（腭内动脉）	候口齿之气
	人	手少阳经（耳前动脉）耳门穴	颞浅动脉	候耳目之气
中部（手）	天	手太阴——寸口部的太渊穴、经渠穴	桡动脉	候肺
	地	手阳明——合谷穴	拇主要动脉	候胸中之气
	人	手少阴——神门穴	尺动脉	候心
下部（足）	天	足厥阴——五里或太冲穴	跖背动脉	候肝
	地	足少阴——太溪穴	胫后动脉根支	候肾
	人	足太阴——箕门穴或足阳明冲阳穴	股动脉或足背动脉	候脾胃

上部天是指两侧颞动脉，可以反映头额及颞部的病痛；上部人是耳前动脉，可以了解目和耳的情况；是指两颊动脉，可以了解口腔和牙齿的情况。中部天，是手太阴肺经的动脉处，可候肺气；中部人，是手少阴心经的动脉处，可候心气；中部地，是手阳明大肠经的动脉处，候胸中之气。下部天，是足厥阴肝经的动脉处，候肝气；下部人，是足太阴脾经或足阳明胃经的动脉处，候脾胃之气；下部地，是足少阴肾经的动脉处，候肾气。诊察这些脉动部位的脉象，可以了解

全身各脏腑、经脉的生理病理状况。《素问·三部九候论》说："人有三部，部有三候，以决生死，以处百病，以调虚实，而除邪疾。"可见三部九候诊法是一种最古老的诊脉方法，其用意是何处脉象有变化，便可提示相应部位、经络、脏腑发生病变的可能，而不是用一处或几处脉象来测知全身情况。

3. 人迎寸口诊法

人迎寸口诊法，是对人迎和寸口脉象互相参照，进行分析的一种方法。《灵枢·终始》提出："持其脉口（寸口）人迎，以知阴阳有余不足。"寸口主要反映内脏的情况，人迎（颈总动脉）主要反映体表情况，这两处脉象是相应的，来去大小亦相一致。按照《黄帝内经》的认识，在正常情况下，春季人迎脉稍大于寸口脉；秋冬季寸口脉稍大于人迎脉。如果人迎脉大于寸口脉一倍、二倍、三倍时，疾病由表入里，并说明表邪盛为主，如人迎脉大于寸口脉四倍，大而数者称为"外格"，是危重的证候。反之，寸口脉大于人迎脉一倍；二倍、三倍时，为寒邪在里，或内脏阳虚，寸口脉四倍于人迎脉者名为"内关"，脉象大而数者亦为危重征象。人迎寸口诊法是用两部相互参照来进行诊断，它比遍诊法简单。

4. 仲景三部诊法

张仲景在《伤寒杂病论》中常用寸口、趺阳、太溪三部诊法。其中以寸口脉候脏腑病变，趺阳脉候胃气，太溪脉候肾气。现在这种方法多在寸口无脉搏或者观察为重病人时运用。如两手寸口脉象十分微弱，而趺阳脉尚有一定力量时，提示患者的胃气尚存，尚有救治的可能；如趺阳脉难以触及时，提示患者的胃气已绝，难以救治。

（二）诊脉方法

1. 指法

诊脉的指法是指医生诊脉的操作方法，正确运用指法可以获取比较丰富的脉象信息。

诊脉指法要领概括地说为三指平齐、中指定关、以指目按脉脊，以及举、按、寻、推、总按、单诊等指法。

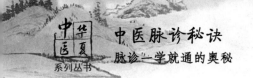
三指平齐是指诊脉者的手指指端要平齐，手指略呈弓形倾斜，与受诊者体表呈45°左右为宜，这样的角度可以使指目紧贴于脉搏搏动处。指目即指尖和指腹交接棱起之处，与指甲二角连线之间的部位（图1），形如人目，是手指触觉较灵敏的部位。指目便于推移，以寻找指感最清晰的部位，并调节适当的指力。如脉象细弱时，手指着力点可偏重于指目前端；脉象粗大时，着力点偏重于指目后端。指尖的感觉虽灵敏，但因有指甲，不宜垂直加压。以诊脉时三指平按或垂直下指都是不合适的。

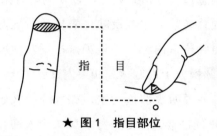

★ 图1　指目部位

三指并齐下指时，先以中指按在掌后高骨内侧动脉处，称为中指定关，然后用食指在关前（远心端）定寸，用无名指按在关后（近心端）定尺。正常人寸、关、尺三部脉象的脉位深浅和脉力大小略有不同，因此，医生诊脉时按寸关尺的手指应该相对固定，有利于熟悉和掌握正常人三部脉象的各部特征，然后才有可能敏锐地觉察脉象的异常变化。

切脉时还要注意布指的疏密，布指要与患者手臂长短和医生的手指粗细相适应。病人的手臂长或医者手指较细者，布指宜疏，反之宜密。小儿寸口部位甚短，一般多用"一指（拇指或食指）定关法"，而不细分寸、关、尺三部。

常用指法有举、按、寻、循、推等，兹将常用指法介绍于下（图2）。

（1）举法

是指医生的手指用较轻的力按在寸口脉搏跳动部位，以体察脉象。用举的指法取脉称为"浮取"。

（2）按法

是指医生手指用力较重，甚至按到筋骨以体察脉象。用按的指法取脉称为"沉取"。医生手指用力适中，按至肌肉以体察脉象的方法称为"中取"。

（3）寻法

寻是寻找的意思，医生往往用手指从轻到重，从重到轻，左右推寻或在寸关尺三部指指交替，细细找寻脉动最明显的部位，或调节最适当的指力，统称寻法，以捕获最丰富的脉象信息。

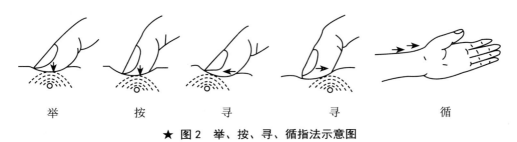

举　　　　　　按　　　　　　寻　　　　　　寻　　　　　　循

★ 图 2　举、按、寻、循指法示意图

（4）循法

即用指目沿脉道的轴向上下指指相移的诊脉法，以体会脉动应指范围的长短和脉搏来势的虚实。

（5）推法

推为推动、移动的意思，推法即指目对准脉脊后，顺应脉搏的动势，左右内外微微推动，以进一步体会脉率快慢，了解脉搏的力量和趋势。

（6）总按

即用三指同时用力诊脉的方法，从总体上辨别寸关尺三部和左右两手脉象的形态、脉位的浮沉等。总按时一般指力均匀，但亦有三指用力不一致的情况。

（7）单诊

用一个手指诊察一部脉象的方法。主要用于分别了解寸、关、尺各部脉象的形态特征。

2. 平息和体位

平息是要求医者在诊脉时保持呼吸调匀，清心宁神，以自己的呼吸计算病人的脉率。平息的主要意思有二：一是以医生的一次正常呼吸为时间单位，来检测病人的脉搏搏动次数，如《素问·平人气象论》说："人一呼脉再动，一吸脉

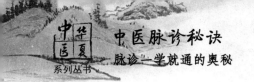

亦再动，呼吸定息，脉五动，闰以太息，命曰平人。平人者，不病也。常以不病调病人，医不病，故为病人平息以调之为法。"正常人呼吸每分钟 16 ～ 18 次，每次呼吸脉动 4 次，间或 5 次，正常人的脉搏次数为每分钟 72 ～ 80 次，由此可见，凭医生的呼吸对病人的脉搏进行计数的方法是有价值的。另一方面，在诊脉时平息，有利于医生的思想集中和专一，可以仔细地辨别脉象。在诊脉时最好不要参入问诊，避免患者由情绪的波动引起脉象变异等。

诊脉时病人的正确体位是正坐或仰卧，前臂自然向前平展，与心脏置于同一水平，手腕伸直，手掌向上，手指微微弯曲，在腕关节下面垫一松软的脉枕，使寸口部充分伸展，局部气血畅通，便于诊察脉象。如果是侧卧，下面手臂受压；或上臂扭转；或手臂过于高或过于低，与心脏不在一个水平面时，都可以影响气血的运行，使脉象失真。《医存》说："病者侧卧，则在下之臂受压而脉不行；若覆其手，则腕扭而脉行不利；若低其手，则血下注而脉滞；若举其手，则气上窜而脉弛；若身覆则气压而脉困，若身动则气扰而脉忙。"因此，脉诊时必须注意病人的体位，只有采取正确的体位，才能获得比较准确地指感。

3. 诊脉时间

诊脉的时间，以清晨（平旦）未起床、未进食时为最佳。由于脉象是一项非常灵敏的生理信息，它的变化与气血的运行有密切关系，并受饮食、运动、情绪等方面因素的影响。清晨未起床、未进食时，机体内外环境比较安定，脉象能比较正确地反映机体的基础生理情况，同时亦比较容易发现病理性脉象。《素问·脉要精微论》说："诊法常以平旦，阴气未动，阳气未散，饮食未进，经脉未盛，络脉调匀，气血未乱，故乃可诊有过之脉。"指出清晨是诊脉的理想时间。但这样的要求一般很难做到，特别是对门诊、急诊的患者，要及时诊察病情，就不能拘泥于平旦，但必须要让病人在比较安静的环境中休息片刻，以减少各种因素的干扰，这样诊察到的脉象才比较真实。

每次诊脉的时间至少应在 1 分钟以上，一则有利于仔细辨别脉象的节律变化，再则切脉时初诊和久按的指感有可能不同，对临床辨证有一定意义，所以切脉的时间要适当长些。

九、正常脉象

正常脉象是指正常人生理条件下出现的脉象,亦称为"平脉"。平脉是正常生理功能的反映,具有一定的变化规律和范围,而不是固定不变的一两种脉象。如健康人的脉象,随年龄的增长而产生形态变异,年轻人脉象多带滑,老年人脉象多变弦,所以,滑、弦都可以是相应年龄组的平脉。同一个人在不同季节或昼夜,脉象亦会产生不同程度的变化。尤其人体在受外界条件刺激下产生生理性调节时,脉象的变化更为明显,当然,这种变化往往是暂时的、可逆的。在疾病过程中见到平脉,表明病情轻浅,正气未伤,预后良好,或为邪去正复的征兆。

(一)正常脉象的特点

正常脉象的主要特点是:一息四~五至,相当于 70 ~ 80 次 / 分;不浮不沉,不大不小,从容和缓,流利有力;寸、关、尺三部均触及,沉取不绝。这些特征在脉学中称为有胃、有神、有根(图3)。

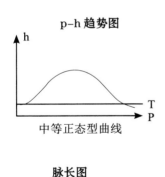

p–h 趋势图

中等正态型曲线

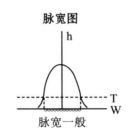

脉宽图

脉宽一般

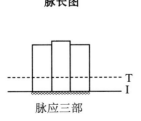

脉长图

脉应三部

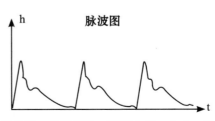

脉波图

脉形和缓从容,呈三峰波;脉率中等;大小、节律均匀

★ 图 3　平　脉　图

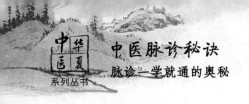

1. 胃

亦称胃气。脉有胃气主要反映了脾胃运化功能的盛衰和营养状况的优劣。《素问·玉机真脏论》说："脉弱以滑是有胃气。"此处弱的意思是与强相对而言，指脉象柔和之意，并非虚弱之脉。《灵枢·终始》又说："邪气来也紧而疾，谷气来也徐而和。"指出脉有胃气的特点是徐和从容。戴同父亦曾对胃气做过具体的描述："凡脉不大不细，不长不短，不浮不沉，不滑不涩，应指中和，意思欣欣难以名状者为胃气。"为有胃的脉象补充了"中庸"（不偏不颇无过不及，从容中和的意思）的特点。综上所述，脉有胃气表现在：①脉位居中，不浮不沉；②脉率调匀，不快不慢；③脉力充盈，不强不弱；④脉道适中，不大不小；⑤脉势和缓，从容、流利。而其中最主要的是和缓、从容、流利，尽管人体存在个体差异或有生理性变异，但兼有和缓从容流利的指感，就是脉有胃气。胃气充足的脉象即称为平脉，所谓"有胃为平"，平脉是正常生理状态的反映；缺少胃气的脉为病脉，曰"胃少为病"；失去胃气的脉即为死脉，曰"无胃为死"，是病情为重的反映，亦称真藏脉。《黄帝内经》中详细阐述了平、病、死脉的特征，以及胃气为本的意义。如弦脉端直以长，轻柔滑利，如揭长竿末梢是谓"弦之平脉"；脉来盈实而滑，如循长竿，缺少轻柔和缓的指感为"弦之病脉"；脉来劲急如张弓弦，甚则如循刀刃而无和缓的感觉，即谓"弦之死脉"。故观察脉象有无胃气，对判断机体的健康状况和疾病的轻重有一定意义。

2. 神

脉神之说倡自东垣，《景岳全书·脉神章》记载："东垣曰：不病之脉不求其神，而神无不在也，有病之脉，则当求其神之有无……谓脉中有力即有神矣，若数极迟败中不复有力，为无神也。"着重提出脉搏有力是有神的标志。陈士铎《辨脉论》也提到："按指之下有条理，先后秩然不乱者，此有神之至。"综前人之说，脉神的特征主要是两个方面：①应指有力柔和。②节律整齐。故弦实之中仍有柔和，微弱之中不失有力，多谓脉有神气。观察脉神推测病情还必须与全身情况结合，病人形神充沛，虽见脉神不振，尚有挽回之望；若形神已失，虽脉无凶候，亦不能掉以轻心。

3. 根

脉之有根关系到肾。肾乃先天之本，元气之根，人身十二经脉全赖肾间动气之生发，肾气犹存，好比树木之有根，枝叶虽枯，根本不坏，当有生机；若久病及肾，本元亏乏，虽有灵丹亦难起沉疴。脉之有根主要表现在尺脉有力、沉取不绝两个方面，所以有"尺以候肾""沉取候肾"的说法。

总之，胃、神、根是从不同侧面强调了正常脉象所必备的条件，三者相互补充而不能截然分开，其临床意义是人体正常生理功能的标志之一。平脉反映机体气血充盈，脏腑功能健旺，阴阳平衡，精神安和的生理状态，是健康的象征。

（二）脉象的生理变异

脉象和人体内外环境的关系非常密切，不但受年龄、性别、形体、生活起居和精神情志的影响，而且随着机体适应内外环境的自身调节，还可以出现各种生理性变异。

脉象与年龄、性别、形体等因素有关。儿童脉象多小数，青年脉象多平滑，老人脉象多弦硬，妇人脉象较男子濡细而带数，妊娠脉象多滑数。肥胖者脉多沉细，消瘦者脉叫浮大。身材高大者脉象较长，矮小者脉象较短。运动、饱餐、酒后脉多滑数有力；饥饿时脉来多软弱。李中梓在《医宗必读·脉法心参》中说："酒后之脉常洪，远行之脉必疾，久饥之脉必空，室女尼姑多濡弱，婴儿之脉常七至。"可见生理状态对脉象的影响是很显著的。

精神情志亦可引起脉象的明显变化。怒则伤肝而脉多弦细；惊则气乱而脉动无序等。《素问·经脉别论》说："凡人之惊恐恚劳动静，皆为变也。"《脉经》说："人病恐怖，其脉何类？师曰：脉形如循丝，累累然，其面白脱色""人愧者，其脉何类？师曰：其脉自浮而弱，面形乍白乍赤"。说明人在恐惧、兴奋、忧虑、紧张等情绪变动时，都可以引起脉象变化，当情绪宁静之后，脉象亦可恢复正常。

人类生活在大自然中，外界环境的各种变化，时时影响着机体的生理活动。人体适应自然地生理性调节，也往往反映在脉象上，即形成了与时间气候相应的四季脉象。《素问·脉要精微论》说："万物之外，六合之内，天地之变，阴阳之应……四变之动，脉与之上下。"《素问·平人气象论》则以"春胃微弦""夏

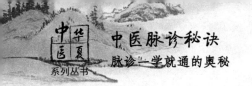

胃微钩""秋胃微毛""冬胃微石"来概括四季平脉。

除了季节的影响外,还可观察到一日之中脉象有昼夜节律的变化。一天之中平旦、日中、日西、夜半的阴阳消长,亦反映在脉象上,总的趋势是昼日脉象偏浮而有力,夜间的脉象偏沉而细缓。

此外,地理环境对脉象亦有一定的影响。张石顽认为:"江南之人,元气最薄,脉多不实;西北之人,惯拒风寒,素食煤火,内外坚固,所以脉多沉实……滇粤之人,恒受瘴气,惯食槟榔,表里疏豁,所以脉多微微,按之少实。一般认为北方之人脉多强实,南方之人脉多软弱,但也不能一概而论。

上述几种因素均能影响脉象,但只要有胃、有神、有根,均属平脉范围,临床应与病脉相鉴别。

尚有寸口不见脉搏,而由尺部斜向手背,称为"斜飞脉"。若脉象出现于寸口的背侧,称为"反关脉"。都是桡动脉解剖位置的变异,不属于病脉。

第3讲 脉象与主病

由于疾病的影响引起脉象发生异常改变，称为"病理脉象"或简称"病脉"。一般来说，除了正常生理变化范围及个体生理特异之处的脉象外，均属"病脉"。病与脉密切相关，不同的脉反映不同的病（证）。脉诊应结合望、闻、问诊综合分析，即四诊合参。

脉学在其发展过程中，因医者的切脉体会不同，对脉象命名的方法也各有所异。《濒湖脉学》归纳了27种常见之脉，总结比较完全，应用也比较普遍，加上《诊家正眼》又增加了"疾脉"，故近代医学家多把病脉分为28种，即为浮、沉、迟、数、滑、涩、虚、实、长、短、洪、微、紧、缓、芤、革、牢、濡、弱、散、细、伏、动、促、结、代、疾、弦。这28种脉象，主要是通过脉位、次数、节律、形态、气势和通畅程度来体察。如浮沉是脉位的不同；虚实是力量强弱（气势）的不同。有些脉象又是几方面相结合的，如洪、细则是形态和气势不同结合的体现。

现将临床常见的病脉、真脏脉及妇儿脉分别叙述如下。

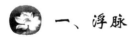 一、浮脉

1. 脉象特征

"浮如木在水中游"，即正常的浮脉有如木块漂浮在水面上，轻缓地漂动着。轻按即得，重按反减。举之有余，按之不足。见图4。

体表抵抗外邪引起的皮肤甚至软组织血管收缩。由于寒邪侵入卫分，引起汗孔和脉管收缩的现象而出现浮紧之脉。

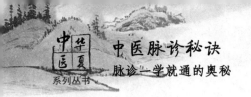
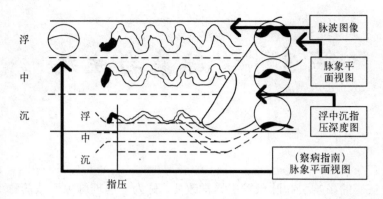

★ 图4　浮脉示意图

主表证和虚证。

（《濒湖脉学》原文）

【相类诗】　浮如木在水中浮，浮大中空乃是芤，

拍拍而浮是洪脉，来时虽盛去悠悠。

浮脉轻平似捻葱，虚来迟大豁然空，

浮而柔细方为濡，散似杨花无定踪。

【主病诗】　浮脉为阳表病居，迟风数热紧寒拘；

浮而有力多风热，无力而浮是血虚。

寸浮头痛眩生风，或有风痰聚在胸，

关上土衰兼木旺，尺中溲便不流通。

【脉象分析】浮脉法天，在卦为乾，在人为肺，又谓之毛。浮脉可理解为"浅脉"，位于皮下浅层。轻取即得，按之稍减而不空。见于表证。浮脉为阳脉，《黄帝内经》称为毛脉，在时应秋，在脏应肺。邪盛而正气而不虚时，脉浮而有力（外周阻力增加，代谢增加）；虚人外感或邪盛正虚时，脉多浮而无力（血容量相对不足，相对缺氧，外周阻力相对下降）。外感风寒，则寒主收引，血管拘急，故脉多浮紧（外周阻力增加，表层微循环收缩，汗孔收缩）；外感风热，热则血流薄急，故脉多浮数（散热下降，心率增加，体温升高）。

　　浮脉，举之有余，按之不足。浮脉在"寸关尺"总持时形呈条状横于指下，粗细随体质不同而有异，寸关尺和浮中沉皆可触到。轻取，轻轻地按触支肤就可触及脉的搏动；中取，但若稍稍用力，则觉得搏动的力度稍减；沉取，若更用力，则觉得搏动的力度更弱。浮脉为秋常脉，介于夏季的洪脉和冬季的沉脉之间，气门微闭（汗孔），气候渐冷，微血管及微循环血管微缩有余，舒张不足，形成外周阻力加大。汗孔开放状态直接同人体散热和微循环状态有关，浮脉的不同变化同人体生理状态密切相关。

2. 临床意义

浮脉的产生与气血流行旺盛或转旺密切相关，而气血流行偏旺的原因主要在于正气抗邪，尤其是在邪位于表、里热外扬、病邪有外达之势时，气机被病邪遏阻相对较轻，易致气血畅行而旺盛，从而有利于正气逐邪于外。因此，浮脉的出现可以认为是病理情况下的机体自我调节的反应。现代对浮脉产生机制的研究认为，脉管扩大的总效应使脉象变浮。

浮脉主要出现于外感表证，也可见于里虚不足的证候。但外感表证，多见浮而有力；里虚血弱，多见浮而无力。脉浮而迟的，多见于气血伤风；脉浮而数的，多见于外伤风热。风寒表邪滞于经脉，多见浮而紧；风湿邪气留于肌肉，多见浮而缓。暑伤元气，脉来浮虚；大失血后，脉来浮芤。阴虚火旺，常见浮洪；虚损劳极，常见浮微。阴精虚损的，脉见浮软，气血极虚的，脉见浮散。若痰饮内盛，脉见浮而弦；痰热壅滞，脉见浮而滑。

3.《伤寒论》中谈浮脉

《伤寒论》中浮脉主表的条文有 34 条，其中脉单浮的有 12 条，浮兼紧的有7 条，浮兼数的有 5 条，浮兼弱 2 条，其余兼脉如缓、大、迟弱、虚、微、虚涩、弦大、缓弱等均为 1 条。可见浮脉及浮紧脉是表证的主脉。兼数脉与发热有关。在治法方面，有 13 条原文明确提出用汗法，其中脉浮，或浮紧、浮数的有 11 条；出方 6 张，用麻黄汤有 6 条，用桂枝汤 6 条，用大青龙汤 2 条，用五苓散 2 条，用小柴胡汤 2 条，用桂枝附子汤 1 条。

主要论证如下。

（1）单浮脉

"太阳之为病，脉浮，头项强痛而恶寒。"（1 条）

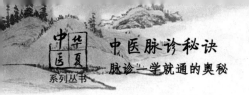

"风温为病，脉阴阳俱浮，自汗出，身重，多眠睡，鼻息必鼾，语言难出。"（6条）

"太阳病，十日以去……脉但浮者，与麻黄汤。"（37条）

"太阳病，先发汗不解，而复下之，脉浮者不愈。浮为在外，而反下之，故令不愈。今脉浮，故在外，当须解外则愈，宜桂枝汤。"（45条）

"脉浮者，病在表，可发汗，宜麻黄汤。"（51条）

"太阳病，发汗后……若脉浮，小便不利，微热消渴者，五苓散主之。"（71条）

"伤寒脉浮，医以火迫劫之，亡阳，必惊狂卧起不安者，桂枝去芍药加蜀漆牡蛎龙骨救逆汤主之。"（112条）

"脉浮热甚，而反灸之，此为实，实以虚治，因火而动，必咽燥吐血。"（115条）

"脉浮，宜以汗解，用火灸之，邪无从出。"（116条）

"太阳病，下之……脉浮者，必结胸。"（140条）

"伤寒脉浮，发热无汗，其表不解，不可与白虎汤。"（170条）

以上11条，均为太阳经表证而出现的脉浮。方有执说："太阳者，六经之首，主皮肤而统营卫，所以为受病之始也。"《难经》曰："浮，脉在肉上行也。"滑氏曰："脉在肉上行，主表也。"方有执曰："表即皮肤，营卫丽焉，故脉见尺寸俱浮，知为病在太阳之表也。"所谓表证，即风寒热湿诸邪自皮肤而入，人体正气起而御之，即欲从肌表以驱邪而使之外出所出现的一系列症状，如脉浮、头痛、项强、发热、恶风、恶寒、出汗、无汗等，皆为表证的具体表现。其中尤以脉浮，最能表示表证的存在，因脉浮是阳气趋于上升，抗御病邪的集中反映。凡属六淫之邪自外来者，但诊得脉浮，即知病位深浅，病邪未甚，正气搏斗，抗力方兴。但察其有汗无汗病势之所趋，而酌量用桂枝、麻黄以施治，则药到病除，效加桴鼓，因势利导，使之然也。以上37条、51条，都是很好的说明。如果不因势利导，顺其病机之所趋而治，势必发生他变。45、112、115、116、140诸条，是其例证。

"脉浮发热，口干鼻燥，能食者则衄。"（227条）

"脉但浮，无余证者，与麻黄汤。"（232条）

"阳明病，脉浮，无汗而喘者，发汗则愈，宜麻黄汤。"（235条）

以上三条，是病邪已经传入阳明，但犹有表证存在所出现的脉浮。227 条太阳病尚为全成，故脉浮而发热；惟阳明里证未全成，故口燥、鼻干、能食。232 条是紧接前面 231 条来的，前条说："阳明中风，脉弦浮大"，这里则谓，"脉但浮"，就是浮而不弦大了，说明不是阳明少阳的脉象。"无余证"，即无前条所述短气、腹满、胁下及心痛、鼻干嗜卧等症，也就是并没有阳明及少阳经症，只是太阳的表邪未散，所以即用麻黄汤以解表即行了。235 条虽然已现不恶风之阳明病，但脉浮不大，又见无汗而喘，却是一派寒伤营的表证，故仍用麻黄汤以发汗。这就是辨病必须要辨证的精神所在。

"太阴病，脉浮者，可发汗，宜桂枝汤。"（276 条）

既言太阴病，当有腹满、呕吐、自利、腹痛、食不下等症；但脉不沉细，反见浮脉，此时验之于舌，往往有薄白苔，甚至还有微恶寒的自觉症，便当辨为太阳的表证犹在，每用桂枝汤热服，一剂取效，亦"外疏通，内畅遂"之义也。

"伤寒差以后，更发热，小柴胡汤主之。脉浮者，以汗解之。"（394 条）

伤寒既愈以后，又见发热，有两种可能性：一是病后余邪所作的虚热；二是新有外感。用小柴胡汤，当属于前一种；发热而脉浮，当属于后一种，所谓"以汗解之"，亦只宜于桂枝解肌、调和营卫之法。

以上皆为浮脉之见于表证者，表证虽有多种，其为外邪之所侵则一。从这个角度而言，脉浮应为邪实之脉；但于阳气虚时，确亦能见到脉浮。如：

"伤寒脉浮，自汗出，小便数，心烦，微恶寒，脚挛急，反与桂枝欲攻其表，此误也。"（29 条）

"阳明病，但浮者，必盗汗出。"（201 条）

前一条脉浮而自汗出，小便数，乃阳虚，气不能收摄之所致；心烦，亦为真阳虚脱，气浮游而上走的表现。故脉浮、汗出、恶寒虽似桂枝证，以其无头痛、项强诸症也，所以不能误用桂枝汤以攻表。后一条为胃阳虚，而中气失守所致，睡则阴气虚，阳益不能入而浮游于外，故脉浮而盗汗出。要之，两条均非表证，而为里证。同样的脉浮，何以有表里之分？又将怎样区分呢？这一点，仲景是有丰富经验的。《金匮要略》云："病人脉，浮者在前，其病在表；浮者在后，其病在里。"前指寸言，后指尺言。表证为浮脉，多见于寸部，虚证的脉浮，多见

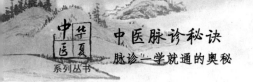

于尺部。表证的浮脉，颇有来盛来衰之意，若再盛，则为洪矣。阳气虚的浮脉，怠缓而应指无力，此其大较。此外，论中的浮脉，还有见于热证者。如：

"心下痞，按之濡，其脉关上浮者，大黄黄连泻心汤主之。"（154 条）

"若浮脉发热，渴欲饮水，小便不利者，猪苓汤主之。"（223 条）

前条为中焦之热，后条为下焦之热，心之下，为胃之所居，关脉正所以反映中焦之胃；中焦有热，故关上脉浮，热乃无形之邪，未能成聚，故按之而濡软不实。邪热伤于膀胱气分，气伤既不化生津液而渴，又不能行水而小便不利，故用猪苓汤以清热、生津行水。有热的浮脉，多应指有力。郭元峰说："大抵浮而有力有神者，为阳有余，则火必随之，或痰见于中，或气壅于上，可类推也。"这个解说，颇有参考价值。

以上为《伤寒论》单言浮脉的表证、虚证、热证三类。

（2）浮紧脉

"桂枝本为解肌，若其人脉紧浮，发热汗不出者，不可与之也。"（16 条）

"太阳中风，脉浮紧，发热恶寒，身疼痛，不汗出而烦躁者，大青龙汤主之。"（38 条）

"太阳病，脉浮紧，无汗，发热，身疼痛，八九日不解，表证仍在，此当发其汗。"（46 条）

"太阳病，脉浮紧，发热，身无汗，自衄者，愈。"（47 条）

"脉浮紧者，法当身疼痛，宜以汗解之。"（50 条）

"伤寒脉浮紧，不发汗，因致衄者，麻黄汤主之。"（55 条）

寒主收引，寒邪在表，伤及经脉，则呈拘急而紧张之状，故脉必见浮紧。以上脉浮紧诸证，大多都见发热、发汗、身痛，乃寒邪郁闭于表，阳热无从外泄，经气不得疏畅之所致。本身正气强，调节功能健壮的，可通过出汗或血衄而愈；如正气弱，不足以驱散寒邪，则惟有用麻黄汤开表发汗，以助其散寒。所以成无己说："脉浮紧无汗，发热身疼痛，太阳伤寒也，虽至八九日，而表证仍在，亦当发其汗。"这正是针对麻黄汤治太阳伤寒证的解释。惟 38 条诸症皆同于麻黄汤所治，其多一烦躁，则又为大青龙汤证了。程郊倩说："脉则浮紧，证则发热恶寒，身疼痛，不汗出而烦躁，明是阴寒在表，郁住阳热之气在经，而生烦热，热则并拢其阴而作躁，总是阳气怫郁不得越之故。此汤，寒得麻黄汤之辛热而外出，热得石膏之甘寒而内解，龙升雨降，郁热顿除矣。然此非为烦躁设，为不汗出之烦躁设，若脉微弱，虽有烦躁证，乃少阴亡阳之象，全非汗不出而郁蒸者比也。"这就是同样的脉浮紧，同样是寒邪郁于表，但一个无阳热郁蒸证，一个有阳热郁蒸证，于是便有用麻黄汤与大青龙之不同了。但是，里寒证亦有见浮紧脉的，如：

"阳明病，脉浮而紧者，必潮热，发作有时。"（201 条）

"脉浮而紧，而复下之，紧反入里，则作痞，按之自濡，但气痞耳。"（151 条）

钱潢云："邪在太阳，以浮紧为寒，浮缓为风。在阳明，则紧为在里，浮为在表。"所以 151 条亦有"紧反入里"的说法。程郊倩谓："脉浮而紧者，缘里伏阴寒，系阳于外故也。阴虚阳不敢争，仅乘旺时而一争，故潮热发作有时也。"阳明之气旺于申酉，所以阳明的潮热多在日晡时。怎样叫"紧反入里"呢？前言所见紧脉之寒邪，因误下之虚，陷入于里，而作心下痞满之症也。这尽管是因表邪未解，误下里虚，无形之邪气，陷入于里而成的痞证，但其为里寒证则一，故郭白云在这里主张用枳实理中丸。惟亦有里已成热，而脉犹见浮紧的。如：

"阳明病，脉浮而紧，咽燥口苦，腹满而喘，发热汗出，不恶寒反恶热，身重。"（221 条）

"伤寒，腹满谵语，寸口脉浮而紧，此肝乘脾也，名曰纵，刺期门。"（108 条）

"阳明中风，口苦咽干，腹满微喘，发热恶寒，脉浮而紧，若下之，则腹满小便难也。"（189 条）

三条所见咽燥口苦，腹满而喘，发热汗出，不恶寒，反恶热，身重谵语，咽干等，均是热盛于里之象。所不同者：221 条说明里热已盛者，虽表未尽解，不能用辛温发汗法，所以下文便指出"若发汗则躁，心愦愦反谵语。"108 条之热，乃由肝经邪热亢盛而成，故用刺期门法以泄肝；189 条为阳明兼有太少阳表邪之证，所以不能遂用下法。故紧虽为诸寒收引之象，如果热因寒束，特别是表寒未解时，是可以出现浮紧脉的。

以上浮紧脉，见于表寒、里寒、表寒里热三证。

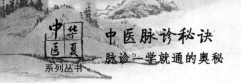

中华医夏
系列丛书

中医脉诊秘诀
脉诊一学就通的奥秘

（3）浮缓脉

"伤寒脉浮缓，身不疼但重，乍有轻时，无少阴证者，大青龙汤发之。"（39 条）

"伤寒脉浮而缓，手足自温者，是为系在太阴。太阴者，身当发黄，若小便自利者，不能发黄。"（187 条）

"伤寒脉浮而缓，手足自温者，系在太阴，太阴当发身黄，若小便自利者，不能发黄。"（278 条）

浮缓脉也是表证里证均可出现，39 条的大青龙汤证，是表邪出现的浮缓脉。一般而言，伤寒脉浮紧，伤风脉浮缓，以寒为阴邪而收引，风为阳邪而开泄也。柯琴认为："脉浮缓下，当有发热恶寒无汗烦躁等症，故合用大青龙。"大青龙的主证固当如是也。后两条的脉浮缓，则为太阴里证。这等浮缓脉，必然是浮而怠缓，应指无力，多为气血两虚之候。钱潢云："缓为脾之本脉也，手足温者，脾主四肢也，以手足而言自温，则知不发热矣，邪在太阴，所以手足自温，不至如少阴厥之四肢厥冷，故曰系在太阴。然太阴湿土之邪郁蒸，当发身黄，若小便自利者，其湿热之气，已从下泄，故不能发黄也。"故浮缓脉无论在表里，总属虚象。39 条如无发热、无汗、烦躁诸症，决不能用大青龙，是以《伤寒类方》以为方误；而张璐、程郊倩均有改小青龙之说，其实，脉浮缓而身重乍有轻时，即小青龙亦不合适。

（4）浮数脉

"脉浮数者，法当汗出而愈。"（49 条）

"脉浮而数者，可发汗，宜麻黄汤。"（52 条）

"伤寒发汗已解，半日许复烦，脉浮数者，可更发汗，宜桂枝汤。"（57 条）

三条浮数脉，均属于表证，故无论用其桂枝汤或麻黄汤，皆以不同程度的发汗、祛其表邪。程郊倩云："诸脉浮数，当发汗而洒淅恶寒，言邪气在表也，法当汗出而解无疑矣。"

"下利，寸脉反浮数，尺中自涩者，必清脓血。"（363 条）

这是里热证而见的浮数脉，而且是热在血分。成无己云："下利者，脉当沉而迟，反浮数者，里有热也。"汪琥云："热利而得数脉，非反也。得浮脉则为反矣。

兹者，寸反浮数，此在里之邪热不少敛也。尺中涩者，阴虚也，阳邪乘阴分之虚，则其血必瘀，而为脓血。"

"发汗已，脉浮数，烦渴者，五苓散主之。"（72 条）

"病人无表里证，发热七八日，虽脉浮数者可下之。"（257 条）

两条所述，乃邪已入里，而表证尚未全解的浮数脉。五苓散证发汗后面脉尚见浮，即表未尽解之征；烦渴而脉犹数，乃邪热及于太阳之府，水不化津所致，故用五苓散以两解表里。257 条的"无表里证"，犹言既非纯全的表证，也非纯全的里证，发热七八日而脉犹浮，表邪未全撤也，已发热七八日，脉在浮部见数，实为热渐入里之候，故周扬俊解释说："正以浮虽在外，而数且属腑，不宜两解，恐内外之邪，相持而不去也，尔时以大柴胡议下，不亦可乎。"总之，两条皆里证多于表证，72 条乃太阳经腑之表里，257 条乃太阳阳明之表里，故治法迥殊。

（5）浮弱脉

"太阳中风，阳浮而阴弱，阳浮者，热自发，阴弱者，汗自出。"（12 条）

"太阳病，外证未解，脉浮弱者，当以汗解，宜桂枝汤。"（42 条）

浮弱脉，即脉以浮见，略重取之，则软弱而无力，故程郊倩说："阴阳以浮沉言，非以尺寸言。"其说甚是。两条均为太阳桂枝汤证，何以会见浮弱脉呢？方中行的解释颇有理致，他说："外为阳，卫亦阳也，风邪中于卫，则卫实，实则太过，太过则强，然卫本行脉外，又得阳邪助之强于外，则气愈外浮，脉所以阳浮，阳主气，气郁则热蒸，阳之性本热，风善行而数变，所以变热亦快捷，不待郁闭；而即自蒸热，故曰阳浮者，热自发也。内为阴，营亦阴也，营无故，则营比之卫不及，不及则不足，不足则弱。然营本行脉内，又无所助，而但自不足于内，则其气愈内弱，脉所以阴弱，阴主血，血者汗之液，阴弱不能内守，阳强不为固，所以致汗自溢，不待复盖，而即自汗泄，故曰阴弱者，汗自出也。"浮弱脉的机制如此，所以称桂枝证为表虚证的道理亦在此。

（6）浮细脉

"太阳病，十日以去，脉浮细而嗜卧者，外已解也。"（37 条）

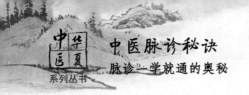

脉浮细，当系邪气已退，正衰待复之脉。程郊倩云："脉浮细而嗜卧者，较之少阴为病之嗜卧，脉浮则别之；较之阳明中风之嗜卧，脉细又别之。脉静神恬，解证无疑矣。"意思是说，少阴病脉微细，但欲寐（281 条），乃阳气虚损之候，脉不会见浮；阳明中风之嗜卧，脉弦浮大（231 条）绝不见细。故本条既非阴证，亦非阳证，只是病证初愈，元气有待于恢复之机也。

（7）浮大脉

"寸口脉浮而大，浮为风，大为虚，风则生微热，虚则两胫挛。"（30 条）

"结胸证，其脉浮大者，不可下。"（132 条）

"三阳合病，脉浮大，上关上，但欲眠睡，目合则汗。"（268 条）

同一浮大脉，却有虚实之分，虚者，脉体虽盛大而搏动无力，前两条属之；实者，浮部见大而应指满溢，后一条属之。惟其为虚证，虽结胸亦不可下，惟其为实证，故热势弥漫，上于关上，热加于阴，故曰合则汗出。但无论其浮大脉之为虚为实，总以偏于表者居多，故张兼善云："脉浮大，心下虽结，其表邪尚多，未全结之。"而程郊倩对于三阳合病则谓："有汗则主白虎汤，无汗则主小柴胡。"都是从阳明少阳两经而言的。

（8）浮动数脉

"太阳病，脉浮而动数，浮则为风，数则为热，动则为痛，数则为虚，头痛发热，微盗汗出，而反恶寒者，表未解也。"（134 条）

脉浮而动数，乃脉见于浮部，并呈躁疾不安之状，多为病势处于发展阶段的脉象，颇与"伤寒一日，太阳受之，脉若静者为不传。颇欲吐，若躁烦，脉数急者，为传也"的数急脉同理。正因为是病情发展的脉象，所以下文列述头痛发热、盗汗恶寒、膈内拒痛、短气躁烦、心中懊恼、心下因硬、汗出齐颈、小便不利、结胸发黄等种种变症。

（9）浮滑脉

"小结胸病，正在心下，按之则痛，脉浮滑者，小陷胸汤主之。"（138 条）

"太阳病，下之……脉浮滑者，必下血。"（140 条）

"伤寒脉浮滑，此以表有热，里有寒，白虎汤主之。"（176 条）

脉来浮滑，总属邪兼表里，表未尽解，而里热偏盛的脉象。如：小结胸病，本为热结犹浅之证，故喻昌云："其人外邪陷入原微，但痰饮素盛，挟热邪而内结，所以脉见浮滑也。"浮为表邪未尽，滑则痰热内结的表现。太阳病误下后，脉见浮滑，仍为表邪未尽内陷，而已入之邪热，却已扰动其血，故出现里热的下血症。白虎汤证之"里有寒"句，《医宗金鉴》引王三阳云："寒字当邪字解，亦热也。"表里俱有热，故用白虎汤以解之。

（10）**浮迟脉**

"脉浮而迟，表热里寒，下利清谷者，四逆汤主之。"（225条）

此多为真寒假热证的脉象。钱潢云："若风脉浮而表热，则浮脉必数，今表虽热而脉迟，则知阴寒在里，阴盛格阳于外而表热也。虚阳在外，故脉浮；阴寒在里，故脉迟，所以下利清谷。此为真寒假热，故以四逆汤祛除寒气，恢复真阳也。"周微之亦云："浮为阳脉，有阴实而拒阳于外者，有阴虚而阳越于上者，阴实者，寒盛于内，治宜重用温散，或导其水，或攻其食，或行其瘀血凝痰、力开结塞，略加清肃，以助浮阳之内合也，如白通加胆汁是矣。阴虚者，阻力薄不能吸阳，宜温润填补精血，略佐辛热，从阴中透出和光，接纳阳气归根也，如桂附八味丸是矣。"浮迟脉，正是由于阴实拒阳于外所造成，故用四逆汤以去其阴实。

（11）**浮虚脉**

"病人烦热，汗出则解，又如疟状，日晡所发热者，属阳明也。脉实者，宜下之，脉浮虚者，宜发汗。"（240条）

宜发汗的浮虚脉，即于浮分而见脉势之无力者，颇同于桂枝汤证的浮缓脉。钱潢云："为风邪犹在太阳之表而未解，宜汗解之。谓之浮虚者，言浮脉按之本空，非虚弱之虚也，若虚弱则不宜于发汗矣。"钱氏谓按之本空，仍不确切，即浮脉之怠缓少力者，即属于营气弱的表虚证。

（12）**浮芤脉**

"脉浮而芤，浮为阳，芤为阴，浮芤相搏，胃气生热，其阳则绝。"（246条）

浮芤脉，即脉来浮大而软，举指三关俱有，微按之则指下无力，但动于每指的两边者。周瘀之云："此盖脉形宽大，指而不能尽压脉上，故但指内缺而不动，

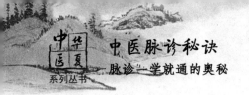

指尖之外，犹曲而见动也。凡脉皆有微有甚，稍按之不及中候而断者，芤之甚者也，为阴虚失精，亡血盗汗。"浮芤脉的体状大略如此。钱潢释本条云："浮为阳邪盛，芤为阴血虚，阳邪盛则胃气生热，阴血虚则津液内竭，故'其阳则绝'。绝者，非断绝败绝之绝，言阳邪独治，阴气虚竭，阴阳不相为用，故阴阳阻绝，而不相流通也。"此为阳明津竭之脉。

（13）浮涩脉

"趺阳脉浮而涩，浮则胃气强，涩则小便数，浮涩相搏，大便则硬，其脾为约，麻子仁丸主之。"（247条）

浮涩脉，为阳盛阴虚之脉。汪琥云："趺阳者，胃脉也，在足趺上五寸骨间，去陷谷二寸，即足阳明经冲阳二穴，按之其脉应手而起。按成注，以胃强脾弱，为脾约作解，推其意，以胃中之邪热盛为阳强，故见脉浮；脾家之津液少为阴弱，故见脉涩。"

（14）浮虚涩脉

"伤寒八九日，风湿相搏，身体疼烦，不能自转侧，不呕，不渴，脉浮虚而涩者，桂枝附子汤主之。"（174条）

此为风湿伤经的脉象。《医宗金鉴》云："脉浮虚，主在表虚风也。涩者，主在经寒涩也。身体疼烦，属风也；不能转侧，属湿也，乃风湿相搏之证，非伤寒也。与桂枝附子汤温散其风湿。"脉见艰涩象，虽有虚实之分，总由于经隧不利所致，如果因于湿，其为湿滞于经脉无疑。

4．名医张锡纯论浮脉

浮脉：主气血亏虚。常见：①左脉浮弦、有力、按之不实。肝血虚损、肝火上升，阴虚不能潜阳，心虚不寐，皆阴亏火盛；②右脉浮芤。气血亏极，阳气上浮，虚劳。兼数，为阳气外越而热；③左右脉浮而无力，失血过多而阴亏、下焦气化不固摄，或心肺阳虚，脾胃气弱。兼数者，阴阳两虚，阳虚则元气不能自摄，阴虚则肝肾不能纳气，见于喘息、膈食。

浮脉歌（中华脉神）

静脉怒张如脉浮，轻手举余按不足。

初病脉浮主外感，久病脉浮内伤候。

来盛去衰脉为洪，浮大中空脉为芤。

虚浮大软革鼓皮，散触牙膏无边际。

浊似泥浆管中涌，实大长强濡柔细。

迟风数热紧为寒，风寒风热或风痰。

寸浮胸颈重头癫，关浮肝胆乳胃炎。

尺浮下身泌尿炎，俱浮阴虚阳外显。

迟风肢痛皮搔烦，紧见风寒炎鼻咽。

风热疮毒滑风痰，贫血结核消耗染。

角弦反张病在脑，流行季节流脑炎。

慢炎浮弦病在胸，浮长癫痫或卒中。

浮促浮数高热狂，浮结脉寒关节僵。

寸浮外感咳痰炎，双乳增生浮双关。

上腹脏病关浮力，肝脾肿大淋巴巨。

右尺脉浮回盲雁，左尺脉浮大便秘。

尺浮生殖泌尿炎，女子滑数月事前。

双寸关浮肠上感，双关尺浮胃肠炎。

坐骨神经痛放电，尺见脉浮加边弦。

劳心寸浮可视平，劳力寸浮头晕眩。

劳力关浮可称平，女见关浮力必病。

男子寸浮女右尺，老人寸浮头多晕。

右尺左寸过关滑，停经呕吐妊娠查。

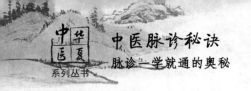

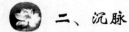 二、沉脉

1. 脉象特征

"沉脉法地,近于筋骨"。

沉脉的脉象,好比重浊的"地阴之气",总是不断下沉,必须手指用力重按,直接到筋骨上才可能摸着它。见图5。

心脏的收缩能力增强,血流加速,故脉见沉数而有力;心脏衰弱,邪实正虚之象,故脉见沉而无力。由此可见,阳气虚弱是形成沉脉的主要原因之一。

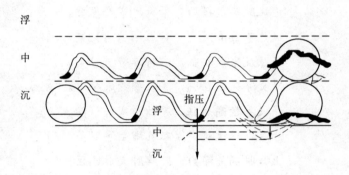

★ 图5 沉脉示意图

主里证。沉而有力,是里实;沉而无力,是里虚。

【相类诗】　沉帮筋骨自调匀,伏则推筋着骨寻;

　　　　　　沉细如绵真弱脉,弦长实大是牢形。

【主病诗】　沉潜水蓄阴经病,数热迟寒滑有痰,

　　　　　　无力而沉虚与气,沉而有力积并寒,

　　　　　　寸沉痰郁水停胸,关主中寒痛不通,

　　　　　　尺部浊遗并泻痢,肾虚腰及下元痌。

【脉象分析】沉脉法地,在卦为坎,在人为肾,又谓之石,亦曰营。脉气被遏,不能鼓搏脉气于外,故脉沉而有力;阳气虚乏,无力举鼓,故脉沉而无力,可见于各脏腑的虚证。可理解为"深脉"。脉管搏动的部位在皮肉之下靠近肋骨之外,

只有用重指力按才能感觉到脉搏明显的跳动。沉脉为阴脉,《黄帝内经》称其为"石脉",在时应冬,在脏应肾。脉沉而有力,可见气滞、血瘀、食积、痰饮等病证;冬季气血收敛,脉象亦偏沉;有人两手六脉皆沉细而无临床症状,均可视为平脉,不一定是疾脉。亚健康及缺少锻炼之人可出现沉脉。

沉脉,举之不足,按之有余。呈条状,寸关尺皆有。冬季常脉,外周阻力增加,全身血管呈整体内收缩状态。轻取没有任何脉动感觉,中取稍稍感到脉搏的搏动,沉取能明显感受到脉搏搏动。

2. 临床意义

沉脉的出现,最常见的有 3 种情况:①内伤里证;里证,凡属脏腑中的病变而无外感的,都属于里证的范围;②阴寒邪气;③各种积聚。固定地停聚在某一部位,叫作积;发作有时,展转移动,叫作聚。诊察沉脉,首先要从它的搏动有力和无力来分辨,沉而有力,多为痰饮和伤食的病变;沉而无力,一般多由气机郁滞所致。脉来沉迟,多是虚寒为病;脉来沉数,常为热邪内伏。沉而兼紧,以寒凝冷痛的为多;沉而兼缓,以水气(即寒水邪气)蓄积的为多。如久患冷病,沉脉之中多兼牢象;如里热盛极,沉脉之中多兼实象。阴精虚损的,脉来沉弱;湿邪痹者(停滞不行)的,脉来沉细。痹,又为病名之一,主要是由风、寒、湿三种病邪痹着而成,关节间有游走性疼痛,多汗的为风痹;关节呈固定性疼痛的为寒痹;肢节病。沉弦脉,每见于痰饮为病的痛症;沉滑脉,每见于宿食为病的积症。假如脉来沉伏,多见于阴毒和聚积不消发为剧烈吐泻的时候。

3.《伤寒论》中谈沉脉

(1) 单沉脉

"伤寒五六日,头汗出,微恶寒,手足冷,心下满,口不欲食,大便硬,脉细者,此为阳微结,必有表,复有理也。脉沉,亦在里也。"(148 条)

"脉沉亦在里也",就说明沉脉主里,其搏动在于筋骨之间,如石之下沉于水,必极其底,外柔内刚,按之愈实。本条之"心下满,口不欲食,大便硬"皆为邪结于里的病变,宜其脉见于沉部。

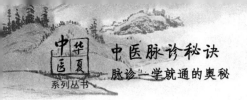

"关脉沉，名曰结胸也。"（128 条）

"伤寒四五日，脉沉而喘满，沉为在里。"（218 条）

结胸证，是太阳病因误下，邪气陷结于胸中所致。故症见胸中痛，而脉见沉。伤寒已四五日，邪气未能外解，反传入里，故症见气喘腹满，脉亦见沉。两证均为里实证，其脉来必沉而有力。

"病发热头痛，脉反沉，若不差，身体疼痛，当救其里，四逆汤方。"（92 条）

"少阴病，始得之，反发热，脉沉者，麻黄细辛附子汤主之。"（301 条）

"少阴病，身体痛，手足寒，骨节痛，脉沉者，附子汤主之。"（305 条）

"少阴病，脉沉者，急温之，宜四逆汤。"（323 条）

以上四条，两用四逆汤，一用附子汤，一用麻黄细辛附子汤，皆以温里为主，则其为阳虚于内的里寒证可知。程郊倩云："脉沉者，由其人肾经素寒，虽表中阳邪，而里阳不能协应，故沉而不能浮也。"92 条本为太阳病，脉不浮而反沉，也就是阳虚人的外感，故舍证从脉，但温其里虚之阳，使阳气充，而邪自退。麻黄细辛附子汤，是治少阴之表证，也就是里阳不足而有外感者，亦只有在温少阴之里的基础上进行解表，所以称之为温经散寒的神剂。附子汤证的阳气尤虚，故关节痛而手足寒，四肢为诸阳之本，阳虚不能充实于四肢也。仲景它方用附子多为一枚，本方则用两枚，阳虚之甚也可知。

以上说明沉脉主里，而且是有主里实证和寒证之不同。

（2）沉紧脉

"伤寒若吐、若下后，心下逆满，气上冲胸，起则头眩，脉沉紧，发汗则动经，身为振振摇者，茯苓桂枝白术甘草汤主之。"（67 条）

"太阳病，下之……脉沉紧者，必欲呕。"（140 条）

两条脉沉紧，都出现于外感病吐下误治之后，也就是阳气因误治而虚，不能鼓动脉气之行，寒饮阴邪，反冲逆而上，所以，一则气上冲胸，一则欲呕，为阳衰阴盛的表现。

"伤寒六七日，结胸热实，脉沉而紧，心下痛，按之石硬者，大陷胸汤主之。"（135 条）

"伤寒五六日，头汗出，微恶寒，手足冷，心下满，口不欲食……脉虽沉紧，不得为少阴病，所以然者，阴不得有汗。"（148 条）

"本太阳病不解，转入少阳者，胁下硬满，干呕不能食，往来寒热，尚未吐下，脉沉紧者，与小柴胡汤。"（266 条）

以上三条，均为热邪内郁的沉紧脉，特别是结胸证，不仅是郁，而且是邪热结而成实矣。148、266 两条，均为小柴胡汤证，乃邪热传入少阳，郁而不解之候，所以两证均有寒热的症状。

（3）沉迟脉

"发汗后，身疼痛，脉沉迟者，桂枝加芍药生姜各一两人参三两新加汤主之。"（62 条）

"伤寒六七日，大下后，寸脉沉而迟，手足厥逆，下部脉不至，喉咽不利，唾脓血，泄利不止者，为难治。"（357 条）

"下利，脉沉而迟，其人面少赤，身有微热，下利清谷者，必郁冒汗出而解，病人必微厥。所以然者，其面戴阳，下虚故也。"（366 条）

同一沉迟脉，其证各有不同。新加汤证的脉沉迟，乃中风误汗之后，阴液耗竭，不能充灌滋养，故身疼痛而脉沉迟，特重用芍药的酸收，以敛营阴之汗液。357 条的脉沉迟，已出现手足厥冷，泄利不止，唾脓血诸症，其为下厥上竭，阴阳离决之候可知。故主难治。366 条的脉沉迟而出现戴阳，则为下元亏损，无根之火，浮越于上也。可见沉迟脉，多为重笃的大虚之候。

（4）沉微脉

"下之后，复发汗，昼日烦躁不得眠，夜而安静，不呕，不渴，无表证，脉沉微，身无大热者，干姜附子汤主之。"（61 条）

这是阳气大虚的沉微脉，由于汗下之后，阴阳表里俱虚所致。昼夜烦躁，虚阳外扰也；夜而安静，内系真寒也，故用干姜附子汤以回复先后天的真阳。

（5）沉结脉

"太阳病身黄，脉沉结，少腹硬，小便不利者，为无血也；小便自利，其人如狂者，血证谛也，抵当汤主之。"（125 条）

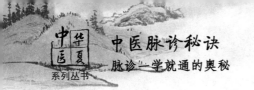

脉于沉部出现，其搏动之势缓中一止，脉的形体颇有坚急不舒之态，多为邪气盛结于里的反映。本条无论其为血结、水结，总是气血凝滞，湿热郁蒸之候，故有身黄、少腹硬的症状。

（6）沉滑脉

"太阳病，下之……脉沉滑者，协热利。"（140 条）

所谓协热利，即邪热随误下之势，而迫使水谷下趋的泄泻。阳邪入里，滑为阳动主里实，故其脉于沉部而见滑疾之象。

（7）沉弦脉

"下利，脉沉弦者，下重也。"（365 条）

脉来沉而有弦劲之势者，是为沉弦脉，多为邪盛于里，致经脉拘急使然。汪琥云："此辨热利之脉也，脉沉弦者，沉主里，弦主急，故为里急后重，如滞下之证也。"

（8）沉实脉

"伤寒差以后，更发热，小柴胡汤主之……脉沉实者，以下解之。"（394 条）

实，多指脉体之厚而言，无论何脉，凡轻诊如此，重按而体势不减者，皆得谓之实。钱潢云："脉沉实者，沉为在里，实则胃实，仍当用下法解之。"其意思是说，邪实阳明胃腑，故得用下法以泻阳明的实邪。凡宿食、热积、燥屎等，皆为阳明之实邪。则沉实脉，为里实证之脉矣。

沉脉歌（中华脉神）

按之有余举不足，虚衰实邪脉力估。

左尺脉沉可见平，感染极盛病可惊。

伏脉推筋着骨寻，弦长实大见牢型。

沉而无力气血虚，沉而有力寒和积。

沉候肝脾肾脊椎，数热迟寒滑痰推。

沉数炎染内热诊，沉涩血瘀沉细亏。

沉弦细脉肾虚多，产娠感染沉实数。

沉微胃肠多虚寒，慢性胃病脉沉短。

脾虚宿食四肢懒，沉缓肢肿与寒酸。

沉兼促结代漾边，心脏病变检心电。

寸沉胸闷记忆差，关沉中寒纳欠佳。

尺沉天寒脚似冰，经少推后性低能。

寸关沉涩休克象，关尺沉涩脉无根。

左寸脉沉心闷烦，右寸沉多闷咳喘。

左关脉沉寒宿食，右关浊沉脂肪肝。

左尺脉沉肠不佳，右尺沉细难孕娃。

炎在三焦脉细沉，阳虚火衰为里证。

血瘀气滞脉沉弦，肝气上逆脑血管。

胰腺肝胆盆腔内，不是肿块即是炎。

沉紧气管炎哮喘，腹痛经多因血寒。

脉沉迟滑左尺显，结肠癌变皮瘙烦。

沉滑沉风脑见恙，沉迟肝胆病脸黄。

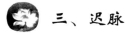 三、迟脉

1. 脉象特征

一呼一吸，叫作一息。在一息的时间内，脉的搏动仅有三至，说明这脉搏的起落过程是极其缓慢的，所以叫作"迟"脉。

迟脉的搏动，在一呼一吸之间仅有三次。它之所以搏动得这样迟缓，主要是由于阳气衰弱，敌不过阴寒邪气，或者是气血不足的虚实寒病变所造成。同是一个迟脉，还须从浮、沉两个方面来进行分析。脉浮而迟，是寒邪在表；脉沉而迟，为寒邪在里。要想消除这种阳虚阴盛的病变，必须首先把阳气旺盛起来，才是根本的治疗，这既是"益火之源"的意思。见图 6。

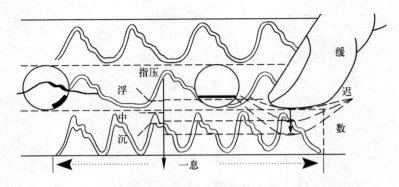

★ 图6 缓、迟数脉示意图

迟脉虽主寒证,但不拘于寒证。张介宾曰:"迟虽为寒,凡伤寒初退,余热未清,脉多迟滑,见迟不可以概言寒。"健壮的体育运动员亦常见迟脉,如《中医名词术语选释》中曰:"久经锻炼的运动员脉搏多迟缓有力,不属病脉。"又有余热未清,而脉多迟滞。邪聚热结,腹满便秘,而见到的迟滞之脉象,高热脑病烦躁,神昏谵语时出现迟脉者,临证必须参合全身症状,详细诊察之。《伤寒论》中曰:"阳明病,脉迟,虽汗出不恶寒者……可攻里也。"温热病入营分时,亦会出现迟脉,这是由于热邪入犯脑,迷走神经兴奋所致。颅内肿瘤、流行性脑膜炎等症,由于颅内压过高而刺激迷走神经,亦会出现迟脉。患有黄疸,亦会出现迟脉。迟脉虽寒,但热邪也可是迟脉,应辨证施治。迟脉属阴也可并发阳证,故迟脉也可为阳,迟脉(阴阳)。在卦象中,"浮迟无力",可为兑。

主寒证。迟而有力,是实寒,迟而无力,是虚寒。

【相类诗】 脉来三至号为迟,小驶于迟作缓持,
迟细而难知是涩,浮而迟大以虚推。

【主病诗】 迟司脏病或多痰,沉痼癥痕仔细看,
有力而迟为冷痛,迟而无力定虚寒。
寸迟必是上焦寒,关主中寒痛不堪,
尺是肾虚腰脚重,溲便不禁疝牵丸。

脉来迟慢,一息不足四至(相当于每分钟脉搏在60次以下)。脉管搏动的频率小于正常脉率。多见于寒证,有力为实寒;无力为虚寒。见于邪热结聚之实热证。阴寒内盛而正气不衰的实寒证,则脉来迟而有力;心阳不振,无力鼓运气血,

则脉来迟而无力。阳明腑实证多因邪热亢盛与糟粕相搏，结为燥屎，阻塞肠道，腑气壅滞不通，气血运行受阻，经隧阻滞，脉道不利，故必迟而有力。迟脉不可概认为寒，临床当脉症合参。

迟脉，呼吸三至，去来极迟。脉率慢。浮、中、沉均可见迟脉，一呼一吸之间脉搏搏动不足四至。

2. 临床意义

迟脉的出现，一般都属于脏器方面所发生的病变。例如：脾阳虚，痰湿盛，就往往会见到迟脉。至于沉寒痼疾，癥瘕、积聚等，也能见到迟脉。但再经仔细观察，若是迟而有力，常见于积寒疼痛的里寒实证；若是迟而无力，则多为阳气亏损的虚寒证。

寸主上焦，心胸部寒邪凝滞，两寸多见迟脉。关主中焦，如属积冷伤脾，癥结、挛筋等寒痛证，两关节多见迟脉。尺主下焦，凡是肾虚火衰，腰脚重痛，溲便不禁，睾丸疝痛等，两尺多见迟脉。

按：辨别迟脉的要点，在于脉搏的至数，"脉来三至号为迟"，这是极明确的。大体说来，沉脉与迟脉的病变颇有相似之处，但沉脉最主要的病变是：阴邪内积或阳气被遏，所以在治疗上还有宜攻宜散的不同方法。至于迟脉，主要是阳虚阴盛，大多都适合用温补。

主任医师田淑霄指出迟脉临床上有下述病理机制：

（1）正气虚衰，气血不振

正气虚衰，包括阴阳气血的虚衰，皆可令气血不振，运行不畅而脉迟。

① 阳虚脉迟：阳虚不能温煦、推荡气血运行；阴寒内盛，又使气血凝泣不行，故脉来去迟慢。凡肾阳虚、脾阳虚、心阳虚、肝阳虚者，皆可令脉迟。此迟，当沉而无力。

② 气虚脉迟：气虚，无力鼓动血脉，率血而行，致脉来去迟慢。此迟，必迟而无力。

③ 血虚脉迟：血虚，不能充盈血脉，脉道枯而涩滞不利，故脉来去皆迟慢。如《伤寒论》50条："假令尺中迟者，不可发汗，何以知然，以荣气不足，血少故也。"

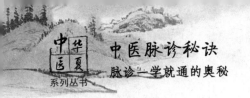

　　阳虚、气虚、血虚、皆可致脉迟而无力。其鉴别之点在于：阳虚者，伴畏寒肢冷、舌体淡胖等症；气虚者，伴气短无力症。而寒象不著；血虚者，伴面色无华、心悸、舌淡、脉迟无力而兼细。

　　④ 阴虚脉迟：阴虚之脉，多为细数或虚数，迟虽少见，但不是绝对没有。如热邪灼津液，血稠浊而行迟，亦可导致脉迟。阴虚脉迟者，舌质红绛少苔，伴阴虚阳亢之热象。

　　(2) 邪气阻遏，气血不畅

　　六淫外客，七情内伤，气血痰食等，皆可阻滞血脉令脉迟。

　　① 寒邪所客：寒为阴邪，其性收引凝泣，气血不得畅达而脉迟。如《金匮要略》痉证中有载："太阳病，其证备，身体强，几几然，然脉反沉迟。"既为太阳证，脉本当浮，何以反见沉迟？乃风寒之邪客于血脉，气血不得畅达而脉迟。

　　② 热邪壅遏：热壅于内，一方面可阻遏气机，使气血不得畅达而脉迟，另一方面，热邪耗伤阴液，血液稠浊而行迟，故而脉迟。热闭愈重则脉愈迟。如《伤寒论》208 条："阳明病脉迟……大承气汤主之。"大承气汤乃攻下热结之峻方，竟然脉迟，可知此迟非寒，乃热闭使然。此种脉迟，必按之有力，且有一种躁扰不宁之象。进而察其舌，舌质必老红、苔必老黄，伴胸腹灼热等内热亢盛之象。

　　③ 气机郁滞：七情所伤，气机郁滞，气血不能畅达，致令脉迟。

　　④ 痰饮、瘀血、食积阻滞气机，气血不得畅达，亦可致脉迟。

　　应该注意：正虚而脉迟者，沉而无力；邪阻而迟者，沉取有力。

　　3.《伤寒论》中谈迟脉

　　"脉浮紧者，法当身疼痛，宜以汗解之。假令尺中迟者，不可发汗，何以知其然？以营气不足，血少故也。"（50 条）

　　"阳明病，脉迟，汗出多，微恶寒者，表未解也。可发汗，宜桂枝汤。"（234 条）

　　两条迟脉，均属虚证，前条为里阳虚，后条为表阳虚。钱潢云："夫尺主下焦，迟则为寒，尺中迟，是以知下焦命门真阳不足，不能蒸谷气而为营为卫也。汗者，营中之血，真元衰少，营气不足，血少之故，为可以汗夺血也。"后条为阳气虚，表不固，故多汗恶寒，桂枝汤正所以固护营卫，令邪自解。

"阳明病，脉迟，食难用饱，饱则微烦头眩，必小便难，此欲作谷疸，虽下之，腹满如故，所以然者，脉迟故也。"（195 条）

"伤寒脉迟，六七日而反与黄芩汤撤其热。脉迟为寒，今与黄芩汤，复除其热，腹中应冷，当不能食。"（333 条）

两条均为里寒证的脉迟，而且都是胃寒证。程郊倩云："脉迟为寒，寒则不能宣行胃气，故非不能饱，特难用饱耳。饥时气尚流通，饱则填滞，以故上焦不行，而有微烦头眩证；下脘不通，而有小便难腹满症。欲作谷疸者，中焦升降失职，则水谷之气不行，郁黩而成黄也，曰谷疸者，明非邪热也。再出脉迟，欲人从脉上悟出胃中冷来。"汪琥解释后条云："脉迟为寒，不待智者而后知也。六七日反与黄芩汤者，必其病初起，便发厥而利，至六七日阳气回复，乃乍发热而利未止之时，粗工不知，但见其发热下利，误认为太少合病（指 172 条），因与黄芩汤撤其热，脉迟云云者，是申明除其热之误也。"

"妇人中风，发热恶寒，经水适来，得之七八日，热除而脉迟身凉，胸胁下满，如结胸状，谵语者，此为热入血室也。当刺期门，随其实而取之。"（143 条）

"阳明病，脉迟，虽汗出不恶寒者，其身必重，短气腹满而喘，有潮热者，此外欲解，可攻里也。"（208 条）

两条均为里实证的脉迟，前条为热结血室证，血热内盛，反而热除脉迟者，程郊倩云："是血室空虚，阳热之表邪乘虚而内据之，阳入里，是以热除而脉迟身凉。"热结于血里，脉之所以见迟者，周微之云："若至数虽迟，而其势强体厚者，不但可知其热郁于内，并可测其病之入于血分矣。经曰：迟为在脏，正以其病在血分也。在血分则气行缓，故出入迟也。所以然者，腑分浅脏分深也。"后条为阳明里实证，故张璐云："此条虽云脉迟，而按之必实，且其证一一尽显胃实，故当攻下无疑。"要之，里热实证之迟脉，必然迟而有力，或兼见滑象。故《脉经》云："迟而滑者胀。"

4. 生理迟脉与病理迟脉

生理迟脉为健康人的脉象之一，多见于年轻人，特别是体质健强，经常参

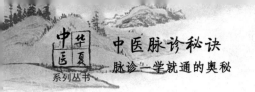

加运动锻炼者。病理迟脉多见于心脏病，还可见于梗阻性黄疸、尿路结石、呕吐等疾病。本文选取冠心病患者，诊脉时多为应指力弱，而生理迟脉应指有力。实验结果显示，生理迟脉脉图参数和心血管功能指标在正常范围。与之相比，冠心病迟脉脉图主波幅、升支与降支斜率减小，降中峡位置较高。同时心排血量下降，心指数和心脏功能指数减小，主动脉顺应性下降，总外周阻力升高。提示心血管功能受损是冠心病迟脉脉图参数改变的病理生理学基础，冠心病迟脉和生理迟脉的脉图及心血管功能特征可能是二者切脉应指力差异的原因。

迟脉者，脉率迟缓之意。《脉经》曰："呼吸三至，来去极迟。"切脉时仅以至数言，以一息三至定为迟脉。"心动脉应"，通常每一次心脏搏动必定在寸口产生一次脉搏，故脉率与心率是一致的。国内学者一致认为迟脉应界定脉率在60次／分钟以下。可见迟脉是由心动过缓所致，属缓慢性心律失常。本文病理迟脉患者临床诊断为病态窦房结综合征，或窦性心动过缓。生理迟脉者为窦性心动过缓。实验结果表明生理迟脉和病理迟脉均表现为脉搏频率减慢，其范围分别为 43 ～ 59 次／分钟，46 ～ 59 次／分钟。脉波周期大于 1 秒。因此可认为迟脉是一种频率依从性单因素脉象。然而在临床切诊为迟脉时，还须视脉之有力无力，以及兼何脉，以作为辨证的依据。即在获取脉诊频率信息的同时，须兼取脉"位"、脉"形"、脉"势"之信息，构成迟脉与兼脉的复合脉诊，决定着迟脉在辩证中的不同取向。诸如"有力而迟为冷痛，迟而无力定虚寒"（《濒湖脉学》），"迟涩血病，迟滑气病，迟缓湿寒"（《四诊抉微》）。

迟脉歌（中华脉神）

一息三至脉为迟，阴寒湿因气血滞。

虚如静脉浮大软，一息四至脉为缓。

轻刀刮竹脉见涩，缓而一止复来结。

浮迟虚寒卡它炎，荨麻皮疹流行感。

迟弦细虚心胆战，迟细诸虚四肢寒。

迟弦肝胆胃胰炎，寒湿闭塞肢脉管。

关节脉管曲张炎，生殖炎症阴吹烦。

多种贫血脉迟缓，腰背疼痛脉桡边。
迟因机体代谢慢，传导阻滞或窦缓。

 ## 四、数脉

1. 脉象特征

一息六至为数。此以至数论数脉。余以为数脉重在脉象，而不重在至数。脉来去皆快，即为数脉。至于脉的至数，可一息六至，亦可一息五至、七至。《黄帝内经》云数脉之象"脉流薄疾"。薄者，迫也；疾者，迅也。脉来去疾速急迫，就是数脉。显然《黄帝内经》是以脉之形象而不是以脉之至数论数脉。《脉经》亦云："数脉去来促急。"也是以"象"论数脉，而不是以至数论数脉。既使脉来一息六至，但来去均无疾迫之感，仍不以数脉论。所以，数脉尤重在脉象。否则，历来脉书都以寸关尺分部论数如何解释？"寸口脉沉而迟，关上小紧数"者，又如何解释？

儿童稚阳之体，脉数为平。病脉之数，有阳热亢盛及正虚两类原因所形成。见图7。

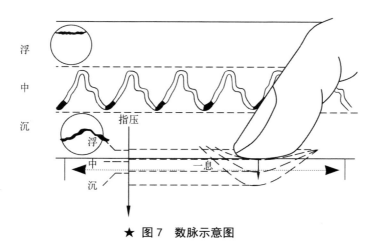

★ 图7　数脉示意图

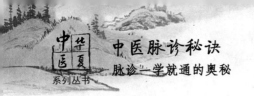
每分钟搏动 90 ～ 100 次即为数脉。交感神经的兴奋，使心脏的活动增加，血流加速，脉搏增快而产生。一般热性病出现数脉，炎性病变能够促使新陈代谢亢进，里滞和毒性物质，致脉搏动加速，即为数脉。

主热证。

【相类诗】　数比平人多一至，紧来如数似弹绳，

　　　　　　数而时止名为促，数在关中动脉形。

【主病诗】　数脉为阳热可知，只将君相火来医。

　　　　　　实宜凉泻虚温补，肺病秋深却畏之。

　　　　　　寸数咽喉口舌疮，吐红咳嗽肺生疡。

　　　　　　当关胃火并肝火，尺属滋阴降火汤。

脉来急促，脉率较正常为快，脉搏每分钟在 90 ～ 120 次。热证，亦见于里虚证。热势越高脉搏越快。病久阴虚，虚热内生也使气血运行加快，阴虚不能充盈脉道，而脉体细小，故阴虚者可见脉细数无力。数脉还可以出现在气血不足的虚证，心动变快而脉动加速、脉率增快，但必数而无力。精血亏甚，无力敛阳，而致阳气外越，亦可见数而无力之脉。"暴数者多外邪，久数者必虚损"，表里寒热虚实皆可见之。

数脉，去来促急。呈条状，脉快，寸关尺皆有。热盛，阳亢，炎证多见，虚证也可多见。浮、中、沉均可见数脉，一呼一吸之间脉搏搏动 5 次以上。

2. 临床意义

脉数是指脉搏搏动的频率。《素问·脉要精微论》中有云："数则烦心""动为惊"。数脉用脉象要素来分析，代表的不仅是脉率的加快，如一般意义上的"数"，的诊断标准为"六至为数"，即相当于现代每分钟脉搏搏动次数多于 90 次。数还代表去来促急、急迫迅驰。正如周学海所言，"脉之体，血也。其动者，气也"，数脉来急迫迅驰源于其气的冲击激荡，根据中国传统医学形神统一的观点，气的冲击激荡必定引起神气的摇曳不定，引起的心烦，正如《脉学阐微》中所说："数主阳盛，属热属火，凡热性病，脉数心烦时间病势进展。数主阴虚，数大而虚，为精血耗竭之象，病久阴伤，形成阴虚阳亢。"脉动是脉搏搏动时附加在血管壁有抖动、震动、细颤的感觉，细分之有局促、抖动、发散等，气机的摇摆不定

反映了心神的摇摆无定神，故而遇事善惊，神无定主。

由于阴气阳热亢盛的原因不同，所以数的兼脉也不同。气郁化火者，脉多沉数，或沉弦而躁数。外感六淫化热者，脉多洪数，或沉实而数。痰、食蕴久化热，脉多滑数。温邪蕴而化热，脉多濡数。当然，除兼脉不同外，其他症状和体征亦各有特点，当相互参照，以资鉴别。这类脉数，皆属实热，当数而有力，治当以凉泻为主。

此外，主任医师田淑霄亦云正虚还能引起脉数。

正虚，包括阴阳气血的虚衰，皆可致数。

阴虚脉数：阴不能制阳，则阳相对亢盛，鼓荡气血，脉流薄疾而脉数。此数，多见细数。若阳虚不能内守而阳气浮越者，脉可浮数而大，但不任重按。

阳虚、气虚、血虚者，脉皆可数。因正气虚衰，气血奋力鼓搏以自救，致脉来急迫，且愈虚愈数，愈数愈虚。此数也或沉细而数，或浮大而数，然必皆按之无力，治当温补。

3.《伤寒论》中谈数脉

"病人无表里证，发热七八日……脉数不解，合热则消谷善饥。"（257条）

"若脉数不解，而下不止，必协热便脓血也。"（258条）

"凡厥利者，后三日脉之，而脉数，其热不罢者，此为热气有余，必发痈脓也。"（332条）

"下利脉数而渴者，令自愈，设下差，必清脓血，以有热故也。"（367条）

四条数脉均属热证，257条之热在足阳明胃，故消谷善饥；258条之热，以及手阳明大肠，故下利便脓血。后两条出厥阴篇，其热皆在血分，故其症或为发痈脓，或为清脓血（清同圊）。

"病人脉数，数为热，当消谷引食，而反吐者，此以发汗，令阳气微，膈气虚，脉乃数也。数为客热，不能消谷，以胃中虚冷，故吐也。"（122条）

这是胃气衰微，虚阳外越的数脉，其脉必数而无力或细数。钱潢云："此条之义，该以发热汗自处之中风，而又误发其汗，致令卫外之阳，与胃中之阳气皆微，膈间之宗气大虚，故虚阳浮动，而脉乃数也。若胃脘之阳气盛，则能消谷引食矣。然此数非胃中之热气盛而数也，乃误汗之后，阳气衰微，膈气空虚，其外越之

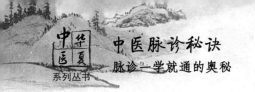

虚阳所致也。以其非胃脘之真阳，故为客热。其所以不能消谷者，以胃中虚冷，非唯不能消谷，抑且不能容纳，故吐也。"这正是内真寒而外假热的虚数脉。

"下利，脉数，有微热汗出，今自愈，设复紧为未解。"（361条）

这是病邪退而阳气回复的数脉，其脉按之必缓。成无己云："下利，阴病也；脉数，阳脉也。阴病见阳脉者生。微热汗出，阳气得通也，利必自愈。"

4. 名医张锡纯论数脉

数脉：主阴虚，或气虚。常见：①左右脉数。阴虚、气虚有不能支持之象，咳痰，吐血；②左右脉数而沉濡。阳虚不能纳气，虚劳发热而喘，喘证脉多数；③脉数八至，已属危证。久病见此，诚难挽回；新病见此，当急挽图。

数脉歌（中华脉神）

> 一息六至脉称数，气血加速邪热多。
>
> 火热温暑为病因，虚实有别脉势明。
>
> 热者寒治虚清补，实火治当施寒若。
>
> 肺病秋深数可惊，平见小儿数脉神。
>
> 脉数应别促动疾，促时一歇无定期。
>
> 动脉滑数伴豆圆，一息七至脉为疾。
>
> 滑数脉见三焦炎，上炎咳喘痰心患，
>
> 中焦胃肠肝胆炎，下元炎症或孕产。
>
> 弦数肝火耳鸣眩，上元鼻衄血病缠，
>
> 横逆胃肠胰乳炎，子癫妇炎月经乱。
>
> 细数阳虚气血贫，洪数疡毒儿可惊。
>
> 弦细数见神经衰，弦滑数防脑栓脉。
>
> 洪数痈疽力淋赤，细滑数疾炎尿石。
>
> 风数见疾人九死，散数心病人一生。
>
> 弱数于尺生育难，濡滑数脉多肠患。
>
> 二败九死八为脱，过多过少皆命薄。

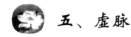 **五、虚脉**

1. 脉象特征

脉来浮大而软,搏动迟缓,稍加重按,便全然无力,在指下仅有一种隐隐蠕动豁然空虚的感觉,这就是虚脉。

诊察虚脉,用指轻按,觉得大而迟缓;稍加重按,更显得松软无力,甚至还有一种极度空虚的感觉。脉虚和芤脉都有浮大的现象,但两种脉象毕竟不同,不能混为一谈。脉虚,愈加重按,愈是显得软弱,芤脉于浮大之中却似慈葱那样边实中空。

古代对虚脉的描述,只有一个要素,即按之无力,并不含有浮、迟、大的意思;《素问·示从容论》:"今夫脉浮大虚者,是脾气之外绝。"《素问·刺疟》:"疟证脉大虚。"《素问·五脏生成》:"黄,脉之至也,大而虚。"《黄帝内经》是把浮、大、缓作为虚脉的兼脉,则知虚脉本身并不具备浮、大、缓的特征。再者,《金匮要略·虚劳》:"夫男子平人,脉大为劳,脉极虚亦为劳。"将虚与大对举并论,则知虚未必大。《金匮要略·血痹》:"脉极虚芤迟。"迟乃虚之兼脉,知迟非虚脉固有之特征。所以虚脉的主要特征就是按之无力,至力浮否、迟否、大否,都不是虚脉本身固有的要素。见图 8。

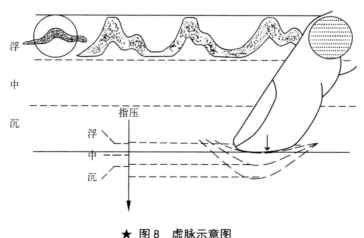

★ **图 8　虚脉示意图**

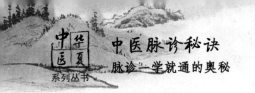

气弱血亏，心脏衰弱而排血量减少，血管不充而脉搏鼓动无力所致。血管壁张力下降，外周阻力下降，心力下降，新陈代谢放慢。

主虚证。

【相类诗】　莫把芤虚为一例，芤来浮大似慈葱。

【主病诗】　脉虚身热为伤暑，自汗怔忡惊悸多，

　　　　　　发热阴虚须早治，养营益气莫蹉跎。

　　　　　　血不荣心寸口虚，关中腹胀食难舒，

　　　　　　骨蒸痿痹伤精血，却在神门两部居。

三部脉举之无力，按之空豁，应指松软。寸、关、尺三部，浮、中、沉三候均无力。是脉管的紧张度减弱，脉管内充盈度不足的状态。见于虚证，多为气血两虚。气虚无力推运血行，搏击力弱故脉来无力；血虚不能充盈脉管，则脉细无力。迟而无力多阳虚，数而无力多阴虚。

虚脉，迟、大而软，按之不足，隐指豁豁然空。呈条状，脉形较大。血管壁张力差，心搏、血压、血容量、外周阻力皆差，虚证多见。浮取可见虚脉，脉管内充盈度不足。

2. 临床意义

虚脉的出现，总是由于正气亏损所致。例如卫气不固的自汗症，心虚血少的怔忡症，心神虚祛的惊悸症，无一不是因为正气的先亏而成，所以都常见到虚脉。外伤暑邪的身热，因元气先伤而见虚脉，故当益气清暑。阴虚于内的发热，因阴不足以养阳，只宜养阴以退热。总之，血虚当养营，气虚宜益气，就不会有什么差失。

心在上焦，血虚心失所养的时候，寸口脉多见虚，脾胃在中焦，如果气虚不能运化，而见腹胀食滞等症，关脉多见虚。两肾均在下焦，如果精血亏损，而见骨蒸劳热痿痹等症，两手迟脉多见虚。神门，即尺脉的别名，来源于王叔和的《脉经》，与掌后兑骨之端的"神门"穴不同。

按：辨别虚脉，总以虚大而软为要点。无论中取、重按，都是软弱无力的。所谓虚，不外乎阴、阳、气、血几个方面，阴虚脉，虚而数；阳虚脉，虚而迟；气虚脉，沉而虚；血虚脉，浮而虚，这样就抓住辨别虚脉的要领了。

虚脉是非常重要的一部脉，因脉以虚实为纲，脉虚则正虚。

虚脉主正气虚。凡阴阳气血亏虚，皆可形成虚脉。阳气虚，血脉搏击无力，则脉虚。阴血虚者，不能内守而阳气浮；阴血不能充盈血脉而脉不任重按，致成虚脉。临床凡见到虚脉，肯定是正气虚衰无疑，至于究竟为阳虚、气虚，抑或阴虚、血虚，则要结合兼脉以及神、色、舌、症等综合判断。

虚脉歌（中华脉神）

浮大而软脉为虚，触手静脉平心齐。

七情劳倦多伤气，饮食不节伤胃脾。

寸沉气血不荣心，关沉缩食肝脾扪。

肾虚骨蒸经不调，便溏尿殖炎尺寻。

虚数前期经红多，虚缓乳少炎妇科。

怔忡惊悸寸虚边，气虚血亏心痛挛。

右寸脉虚咳喘炎，左寸耳鸣红舌尖。

左关脾虚气息短，右关肋痛耳鸣眩。

左尺沉虚便清溏，右尺肢麻月红长。

正气不足脉见虚，慢病炎瘤虚在气。

阴虚而数阳虚迟，血虚而浮气虚沉。

此与虚脉不相宜，称之为虚是广义。

 ## 六、实脉

1. 脉象特征

实脉，无论在浮或沉部都可以出现，脉来大而且长，略带弦象。它的搏动，在指下颇有一种坚实的感觉。

实脉的形状，无论在浮部轻取，或是重按到沉部，都有大而且长的状态，并感觉到坚实而强劲有力。其所以出现这种实脉，无不由于三焦的邪热蕴积过甚所致。如热邪在表，可用辛凉发汗以解热；热邪在里，可用苦寒泻下以清热。

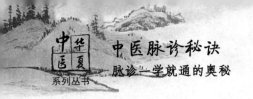
邪去正安。才能恢复健康。

实脉的搏动，无论在浮部或沉部都是强劲而有力的，它必须与紧脉和牢脉相区别，紧脉的主要特征是：脉来紧急，好像绞转绳索，有频频地左右弹动的感觉，实脉是没有这种情况。牢脉虽然也是实大微弦而长，但它仅是在筋骨之间的沉部才能出现，却不会像实脉那样可以见之于浮部。见图9。

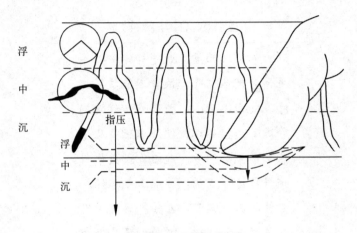

★ 图9 实脉示意图

心脏的排血量增多，脉管充实而扩张，鼓指有力，即为实脉。血管硬化的病人所见到的实脉，乃是血管硬化性改变所致。新陈代谢增加，血管壁张力增加，外周阻力增加。

主实症。

【相类诗】 实脉浮沉有力强，紧如弹索转无常，

须知牢脉帮筋骨，实大微弦更带长。

【主病诗】 实脉为阳火郁成，发狂谵语吐频频，

或为阳毒或伤食，大便不通或气疼。

寸实应知面热风，咽疼舌强气填胸，

当关脾热中宫满，尺实腰肠痛不通。

三部脉充实有力，其势来去皆盛，脉搏搏动力量强，浮、中、沉三侯均有力量，脉管宽大。气血壅盛，脉管内充盈度较高，脉管呈紧张状态，故脉来充实有力。若为久病虚证见实脉，是脉证相反的反常脉象。实脉也见于正常人，

必兼和缓之象，一般两手六脉均实大，称为六阳脉，是气血旺盛的表现。浮、中、沉均可见实脉，脉势来去皆盛，脉形宽大。

　　实脉，大而长，微强，按之隐之愊愊然。实脉，脉体宽大，坚实有力。实证常见。

2. 临床意义

　　实脉的出现，总是由于阳热邪盛，郁积不散的病变所造成的，所以在临床上见到发狂、谵语、呕吐、阳毒、伤食、便秘、气痛等症状，只要是因于热郁积而来的，一般都可以见到实脉。

　　风热盛于上焦，而见头面发热，或咽喉疼痛，或舌根强直，或胸膈气满等症的，寸部多见脉实。热邪盛于中焦，因脾胃热滞而见腹胀满等症，关部多见脉实。下焦实热壅盛，而见腰痛、腹痛、便秘等症的，则尺部脉多见实。

　　按：脉在浮、中、沉三部都见到大而且长，搏动亦坚实有力，便是实脉。凡大热、大积、大聚，都可能出现，但多因热邪大盛所致。

实脉歌（中华脉神）

脉实浮沉长大强，谵语吐频壮火旺。

脉实寸浮咽头痛，鼻塞舌疮咽肿红。

关力肝脾重症患，尺力腰肠痛不堪。

实洪脉主阳明狂，精神病患脾气刚。

弦实脉主热与痉，重症感染牵神经。

实力气滞血瘀聚，内脏肿瘤肝脾巨。

六脉俱实见疫毒，血分有热面斑突。

左寸实力心火旺，心烦咽痛口舌疮。

左关力实肿肝脾，脘腹胀满淋巴巨。

腹胀便秘左力尺，下焦湿热尿频赤。

右寸实力咳喘痰，右关实力肿肝胆。

关尺力实间盘突，哪边实力突哪边。

寸弱交叉关尺实，高压中风人多瘫。

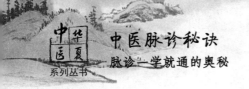
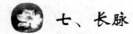 **七、长脉**

1. 脉象特征

长脉的脉象，不大不小，它的搏动，虽长而具有一种柔和安定的状态，这就是所谓"如揭（手持的意思）长杆末梢"的正常长脉，如果脉来"如引绳"，就像拉直的绳索那样，毫无柔和气象；或者像顺着摸抚长竿那样地感到硬直，便都是属于病变的长脉。

长脉的出现，往往是超越了寸、尺的部位，但它却没有弦脉那样充分（即满）紧张的感觉。怎样认识弦脉和长脉的差别？只要掌握了两脉各自不同的特点，自然就心中有数，能够比较出来了。

脉来悠扬而长，乃气血昌盛之象。强壮高大之人脉可长。此即，《黄帝内经》所云"长则气治。"

春脉可长，以春为阳气升发之时，气张而脉长。肝应于春时，平脉之长，当迢迢自若，如揭长杆之末梢，悠扬而长。《诊家正眼》曰："长而和缓，即含春生之气，而为健旺之征。"见图10。

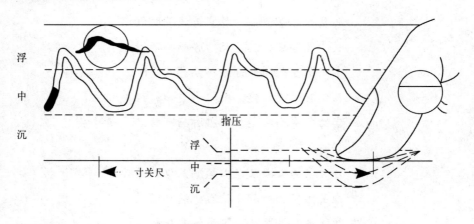

★ 图10　长脉示意图

内热郁结，使血流加速，脉管充实而鼓动搏指有力，此即为病脉。

【相类诗】　弦脉与长争较远，良工尺度自能量。

【主病诗】　长脉迢迢大小匀，反常为病似牵绳，若非阳毒癫痫病，即是阳明热势深。

首尾端直，超过本位。脉搏的搏动范围显示较长，超过寸、关、尺三部。阳证、热证、实证，脉管充实而致脉搏搏动长，超过寸尺，如循长竿之状。老年人两尺脉长而滑实多长寿。长脉亦是气血充盛，气机调畅的反映。

2. 临床意义

正常的长脉是，脉来大小均匀，柔和条达。如果一反常态，脉来像牵引绳索般紧张，变为病象。诸如：血热的阳毒，风痰的颠痫以及"阳明"（主要指胃、大肠）的里热炽盛等病，都可见到这种长脉。

按：长脉有正常脉与病脉的区分。正常的长脉，不仅它的长脉超过寸、尺部分，它的搏动也具有一种柔和的气象，这是正气旺盛的征象。如脉长而紧张度大，多为阳热炽盛的反映。它的紧张度虽与弦脉近似，但弦脉却没有长过寸、尺部位的。

（1）主肝病

肝气亢逆，气血随之而涌，则脉来搏坚而长。如《素问·平人气象论》曰："病肝脉来，盈实而涌，如循长竿，曰肝病。"其症可见头晕、头痛、耳鸣、目眩、肋下胀痛。甚或动风、眩仆等。

（2）阳热亢盛

阳热盛则激荡气血，搏击于脉而脉长。

阳热的形成，可由于六气化火，五志化火，以及气血痰食蕴久化热。虽脉皆长而亢盛，但由于致病因素不同，其症有别，临床当须分辨。

（3）阳证见长脉

阴证渐见脉长，乃正气来复，阴证转阳向愈之征。如《伤寒论》274 条："太阴中风，四肢烦疼，阳微阴涩而长者，为欲愈。"长为阳脉，乃气血旺盛之脉，故知欲愈。

长脉歌（中华脉神）

过于寸尺脉名长，阳明肝胆实火旺。

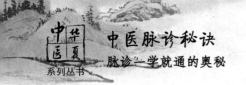

滑濡涩缓紧肠疾，浮洪数弦内热伤。

寸长心火口咽干，尺长神衰少腹胀。

个大脉长平脉称，瘦身长滑多骨蒸。

四季准随四时象，百脉冲和长柔常。

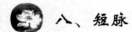

八、短脉

1. 脉象特征

短脉与长脉相反，它在寸、尺部位，都表现为不满足，或者是寸部不满足，或者是尺部不满足。它的搏动也非常短暂，刚一应指，便立即回避开了。

短脉出现在寸、尺部位，总是令人有一种不满足而短缩的感觉，不是短缩于寸部，就是短缩于尺部。但是它和涩脉比较起来还不一样。涩脉虽也显得短，但脉形细弱，搏动迟缓而艰涩（难）。肺主气，如果肺气虚损，不能统帅血的运行，势必脉沉而短。或者肾阳不足，气塞难通，不能条畅百脉；或因痰滞食积，阻碍气道，脉都可见到短涩。

秋之常脉浮而短涩。肺与秋相应，肺之平脉亦浮而短浮。秋气敛肃，人亦应之，气血内敛，不能充分充盈故荡血脉，故脉见短。此乃平脉。见图11。

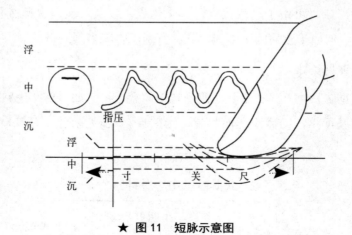

★ 图11　短脉示意图

100

短脉是由于心脏排血量不足，使血管内的血液减少而致血流缓慢，或因气滞阻塞于血管之中，形成迟细短涩的短脉。

【相类诗】　两头缩缩名为短，涩短迟迟细且难。

　　　　　　短涩而浮秋喜见，三春为贼有邪干。

【主病诗】　短脉惟于尺寸寻，短而滑数酒伤神，

　　　　　　浮为血涩沉为痞，寸主头痛尺腹疼。

首尾俱短，常只显于关部，短脉的脉象特点是脉搏搏动的范围短小，脉动不满本位，多在关部应指较明显，而寸部及尺部常不能触及。气虚或气郁。"短则气病"，心气亏虚，无力鼓动血行，则气血不仅难以达于四末，亦不能充盈脉道，寸口脉搏动短小且无力。气滞血瘀或瘀凝食积，气机阻滞，脉气不能伸展而见短脉者，必短涩而有力。短而有力为气郁，短而无力为气虚。

2. 临床意义

短脉，只有在尺部和寸部这两个部位最好辨认。脉来见短，总是气血虚损的反映。尽管也有因伤于酒毒，或湿热内盛而见短脉的，但只在短脉之中兼见滑数而已。血涩（这里作"少"解）不充，多见浮而短；胸腹痞满，多见沉而短。阳气虚于上而头痛的，寸脉多见短；阳气虚于下而腹痛的，尺脉多见短。这都是临床上常见的几种情况。

《素问·脉要精微论》曰："短则气病。"气病不能帅血而行，充盈鼓荡于血脉，致两头短绌而为短脉。所谓气病，包括气虚与气郁两类。

（1）气虚

气虚者，既无力鼓荡血脉，又无力帅血以充盈血脉，致脉短。其短，乃因虚所致，故必短而无力。如《伤寒论》211 条："发汗后，若重发汗者，亡其阳，谵语。脉短者死，脉自和者不死。"此即阳虚而短。

（2）气郁

导致气郁的原因，可因七情所伤，亦可因于痰饮、食积、瘀血、火郁等邪气壅遏，阻滞气机，可致脉短。其短，乃因邪实气郁所作，必短而有力，兼有不肯宁静之感。如杨仁斋云："短脉，无力为气虚，有力为壅，阳气伏郁不伸之象。"

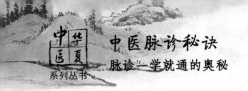
短脉歌（中华脉神）

短见寸尺缩向关，气不统血以虚观。

浮短脉见气血贫，沉短正虚慢病生。

迟短胃肠病因寒，短数心肺功不全。

短涩瘀滞微循环，短滑数脉酒毒欢。

浊短冠心脑血少，结促代短心病敲。

寸短肺津心血耗，胸闷气短心悸多。

双尺脉短阴阳虚，慢性贫血后无继。

尺短之脉需细辨，力按寸关尺显短。

个小脉缩非脉短，力按寸关关势显。

二指脉长三分开，因人布指疏密裁。

 九、弦脉

1. 脉象特征

弦脉有两个特点：一是具有挺直而长的形象，并极稳重地搏动，而不会轻易地变换。所谓"端直以长""按之不移""从中直过，挺然指下"，都是关于这方面的形容。挺，就是直的意思。二是张力较大，所谓"如张弓弦""绰绰如按琴瑟弦""状若筝弦"，都是在形容弦脉的弛张力。即以琴弦为例，两端绷紧以后，便显得整个弦的紧张度大大增加了，这种紧张的力量，便叫作"弛张力"。见图 12。

各种神经痛、痉挛病等，均可致使脉管纤维神经紧张，所以会出现按如琴弦，端直而长之弦脉。由于神经系统功能紊乱，兴奋和抑制过程平衡失调，而神经兴奋过程占优势，结果会导致脉管痉挛或拘急，脉搏呈弦动之象，即为弦脉。血管壁张力增加，血管壁弹性下降。

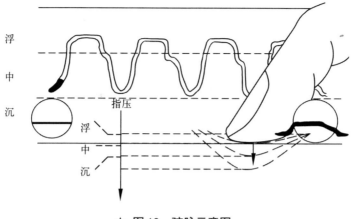

★ 图12　弦脉示意图

主肝胆病、疼痛、痰饮和疟疾。

【相类诗】　弦来端直似丝弦，紧则如绳左右弹，
　　　　　　紧言其力弦言象，牢脉弦长沉伏痌。

【主病诗】　弦应东方肝胆经，饮痰寒热疟缠身，
　　　　　　浮沉迟数须分别，大小单双有重轻。
　　　　　　寸弦头痛膈多痰，寒热癥瘕察左关，
　　　　　　关右胃寒心腹痛，尺中阴疝脚拘挛。

端直以长，如按琴弦。脉形端直而似长，脉势较强、脉道较硬，切脉时挺然指下，轻则如按弓弦，甚至如循刀刃。肝主筋，脉道的柔软、弦硬与筋之迟缓；肝病多郁滞，肝火失于条达则脉多弦动，"在脏应肝"，多主肝胆病变。气机郁滞，血气敛束不伸，脉管失去柔和之性，弹性降低，紧张度增高，故脉来强硬而为弦。或为弦紧，或为弦数，或为弦滑等。阴虚阳亢，也可见弦脉，但应为弦缓或弦细。"弦而软，其病轻；弦而硬，或为弦滑等。弦脉在时应春。健康人中年之后，脉亦兼弦，老年人脉象多弦硬，为精血衰减，脉道视其濡养而弹性降低的征象。"脉象失其柔和之性而变弦，属于生理性退化表现。

弦脉，举之无有，按之加弓弦状。呈条状，较硬，寸关尺皆有。总持寸关尺盈指，浮中沉皆得，血管壁即脉壁硬度及外周阻力加大。为春天常脉，介于沉脉和洪脉之间。呈条状，总持有力。浮、中、沉均可见弦脉，两端平直，挺

103

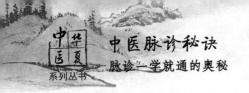

直而长，如同紧绷的弓弦，有直起直落的感觉。

2. 临床意义

肝和胆发生病变，脉来多见弦象。无论阳邪为病或阴邪为病，都可以见到弦脉。不过阳邪为病，多是弦大兼滑；阴邪为病，多是弦紧兼细。其他如饮症、痰症、寒热往来、疟疾等病变，脉也往往见弦，只是要在浮、沉、迟、数之间仔细地去分辨它。例如支饮（咳嗽喘息，气短，浮肿）脉见浮弦，悬饮（咳嗽，胸胁痛，肋下有蓄水）脉来沉弦；热盛脉来弦数，寒盛脉来弦迟，虚证脉多弦大，拘急（手足拘挛强直，不能伸屈）脉来弦小；饮癖（口吐涎沫清水，胁腹有积块，嗳酸、嘈杂、胁痛、饮食减退）常见单手脉弦，寒疝（腹痛泄泻，寒气上冲，手足逆冷、疝痛等）常见双手脉弦；病轻脉来弦软，病重脉来弦硬。

凡痰滞胸膈以及头痛等症，因其病在上焦，寸脉多见弦。寒热往来、癥瘕等病，多属肝胆经的病变，左关脉可能见弦；如果寒邪盛于脾胃，腹中疼痛，有关脉往往见弦。如阴疝（睾丸痛引少腹）、两脚拘挛，为肝肾虚寒的病变，两迟脉多见弦。

按：脉来长而挺直和张力较大的，便是弦脉。凡肝病、痛症、饮症多见到这样的脉象，是临床上最常见的脉象之一，多为寒热邪气夹杂而成，尤其是属寒的最多。

3.《伤寒论》中谈弦脉

(1) 单弦脉

"伤寒，阳脉涩，阴脉弦，法当腹中急痛，先与小建中汤，不差者，小柴胡汤主之。"（100条）

"太阳病下之……脉弦者，必两胁拘急。"（140条）

两条为少阳经病的弦脉。汪琥注前条云："此条乃少阳病兼挟里虚之证，伤寒脉弦者，弦本少阳之脉，宜与小柴胡汤。兹但阴脉弦，而阳脉则涩，此阴阳以浮沉言，脉浮取之，则涩而不流利，沉取之，亦弦而不和缓，涩主气血虚少，弦又主痛，法当腹中急痛，与建中汤者"，以温中补虚，缓其痛而兼散其邪也。先温补矣，而弦脉不除，痛犹为止者，为不差，此为少阳经有留邪也，后与小柴胡汤去黄芩加芍药以和解之。钱潢注后条云："脉弦者，邪传少阳。经云：寸尺俱弦者，少阳受病，少阳之脉循胁，故云必两胁拘急也。"说明两条弦脉，都是少阳经病。

"太阳与少阳并病，慎不可发汗，发汗则谵语不止，当刺期门。"（142 条）

此为土病木克的弦脉。《医宗金鉴》云："太阳与少阳并病，而发其汗，两阳之邪，乘燥入胃，则发谵语，脉不大而弦，谵语不止，是土病而见木脉也，慎不可下，当刺期门，以直泻其肝可也。"

"伤寒若吐若下后不解……若剧者，发则不识人，循衣摸床，惕而不安，微喘直视，脉弦者生，涩者死。"（212 条）

此为生气犹存的弦脉。汪琥云："以上见症，莫非阳亢阴绝，孤阳无依而扰乱之象。弦涩皆阴脉，脉弦者为阴未绝，犹带长养，故可生；脉涩者为阴绝，已成痼竭，以故云死。"主生的弦脉必然弦中带缓，称为"如弦"，决非如循刀刃，如新张弓弦之类。

（2）弦细脉

"伤寒，脉弦细，头痛发热者，属少阳。"（265 条）

弦细为少阳经本脉，凡少阳经受病的弦脉，多兼浮兼细，若兼数兼缓，即有入腑与传阴两途的区分。其所以细者，正气之渐衰也。

（3）弦迟脉

"少阴病，饮食入口则吐，心中温温欲吐，复不能吐。始得之手足寒，脉弦迟者，此胸中实，不可下也，当吐之。"（324 条）

此为上焦寒实之弦迟脉。《医宗金鉴》云："饮食入口即吐，且愠愠欲吐，复不能吐，恶心不已，非少阴寒虚吐也，乃胸中寒实吐也，故始得之，脉弦迟，弦者，饮也；迟者，寒也。而手足寒者，乃胸中阳气为寒饮所阻，不能通于四肢也。寒食在胸，当因而越之，故不可下也。"

（4）弦浮大脉

"阳明中风，脉弦浮大。而短气，腹都满，胁下及心痛，久按之气不通，鼻干，不得汗，嗜卧，一身及目悉黄，小便难，有潮热，时时哕，耳前后肿。"（231 条）

此为三阳俱病的弦浮大脉。方有执云："弦，少阳，浮，太阳，大，阳明。胁下痛，少阳也；小便难，太阳之膀胱不利也；腹满、鼻干、嗜卧、一身及面目

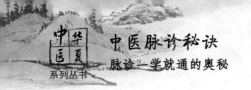

悉黄、潮热，阳明也。三阳俱见症，而曰阳明者，以阳明居多而任重也。"

4. 名医张锡纯论弦脉

弦脉：主肝血少，肝阴虚，肝火浮动，或疼痛。常见：①左脉弦细、无力。见于产后下血，血陷气陷，肺劳痰喘气虚。兼硬为肝血虚、津液不足。高年之脉多弦细，因气虚，故无甚起伏；又血虚，是以细而不濡。亦见于肝疏泄减弱，而致小便小利，阴虚水肿；②左脉弦硬、有力、长。见于下元虚损，肝肾阴亏，阴虚不能潜阳，肝胆急火炎起，或肝火与肝气相并，冲激胃腑，致胃气不得下行，或冲气因虚上冲，并迫胃气上逆，吐血，咳逆。脉似有力，而非真有力，李士材脉诀谓"直上直下，冲脉昭昭"者即此。并见于肝胆火上冲过甚之中风证。兼数者，见于热久竭涸阴血、液亏损甚。弦硬而沉者，兼肝气郁结；③左脉弦细、硬，而右脉濡兼沉者，湿痰留饮，中焦气化不足；④右脉弦细、无力。土为木伤，脾胃失于健运，胁痛，胃脘痛；⑤右脉弦硬、有力、长，大于左脉。冲气上冲，胃气不降，胃阴虚。牙痛或外感热入阳明之腑。虚劳咳嗽，中风，吐血。若重按不实者，皆有气血亏损；⑥左右脉弦细、无力。气血两亏，痢，肠炎。阴阳两虚而阴虚为甚。或脾胃湿寒，不能运化饮食下行，致成留饮。或气血虚衰，又劳心过度而痰饮盛。兼迟，则为寒饮结胸，阻塞气化。弦细甚，则心肺脾胃阳分虚惫，不能运化精微，以生气血；⑦左右脉弦硬、有力、长。亦阴分有亏，肝木之盛。冲气上冲过甚，迫其胃气不降，膈食症，或久痢阴虚、肝胆蕴有实热；⑧左脉平和、微无力；右脉弦似有力。肾阴虚致冲气挟痰上冲。综之，弦脉主肝肾阴虚肝血不足。左脉弦，已阴虚不能潜阳，肝火浮动；右脉弦，已肝火与肝气并冲、胃上逆。兼数者热甚，兼沉者肝气郁。细而无力者气虚，硬而有力者虚火盛。其治，以滋阴、平肝、清热、降胃、安冲诸法。

弦脉歌（中华脉神）

弓弦挺指脉为弦，疟疾官能患肝胆。

紧如绳索左右弹，脉牢弦长沉伏间。

过于尺寸脉为长，革按鼓皮芤叠弦。

芤触迟桡两道边，空似葱管血少缘。

106

边脉尺桡弦一边，多主疼痛筋肉炎。

寸弦头痛或咳嗽，中焦炎肿寻于关。

尺弦脐下腿酸挛，脉平春暖弦而缓。

肿瘤炎症与肝胆，劲急如刃危重观。

肝阳头涌脉力弦，低头出力防偏瘫。

弦细多见神经官，肝胆脾胃肿或炎。

余部皆下非脉弦，脉气不消管硬坚。

 ## 十、滑脉

1. 脉象特征

　　滑脉的搏动，一往一来，一前一后，都是极其流利的，令人有一种反复旋转、圆活自如的感觉。滑脉的搏动，是很流利地持续不断地旋转着，很像一颗圆滑的珠子在指下转动一般;同时又有些像水的流动，总是一往无前地（欲脱）流着。

　　滑脉的形象，好比圆珠似的，一往一来，一前一后，总是持续不断地、极其流利地搏动着。临床时切不要把滑脉与数脉混同起来，因数脉显然是至数的增加，而滑脉只是搏动的流利而已。见图13。

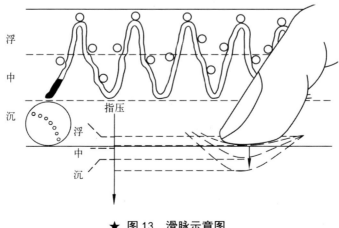

★ 图13　滑脉示意图

滑脉为阳，气血充实，血管充盈，因而脉见流利圆滑之象，皆是实热、痰食、蓄血等实证所为之。如《景岳全书》中曰："滑乃气实血壅之候。"血有余则脉滑，血不足则脉涩，滑脉之所以会往来流利，是依赖于心脏的功能，滑脉的主证为实证和热证。凡宿食、痰积、蓄血，皆由于体内的新陈代谢物不能迅速地排出体外结聚不化所致。对身体的正常生理活动十分有害，尚能加重心脏的负担，同时，通过动脉血管各部的新鲜血液亦会增加。脉搏会出现速来速去，不予停留，流利滑动，如盘走珠的滑脉。心脏代偿功能增强，出现往来流利，如珠之应指，但至数并不增加的滑脉。食积和肿瘤早期可出现滑脉，是局部血管外周阻力增加，局部的脉搏改变引起的脉象改变，是一种亚蝴蝶效应。

主痰湿、食积和实火。

【相类诗】 莫将滑数为同类，数脉惟看至数间。

【主病诗】 滑脉为阳元气衰，痰生百病食生灾，

　　　　　上为吐逆下蓄血，女脉调时定有胎。

　　　　　寸滑膈痰生呕吐，吞酸舌强或咳嗽，

　　　　　当关宿食肝脾热，渴痢癫淋看尺部。

往来流利，应指圆滑，如盘走珠。脉搏形态应指圆滑，尺部向寸部滚动，浮、中、沉取皆可感到。多见于痰湿、食积和实热等病证。痰湿留聚、食积饮停，邪气充渍脉道，故脉见圆滑流利。火热之邪波及血分，血行加速，则脉来亦滑但必兼数。若过于滑大则为有病。

2. 临床意义

滑脉本为阳气有余的脉象，但亦有元气衰少，不能摄持肝肾之火，以致血分有热，而脉见滑象的。至于痰饮内盛、风痰上壅、饮食停滞诸种病变，或者上逆而为呕吐，或者下瘀而成蓄血，亦往往出现滑脉。惟有妇女经停无病而见滑脉。

闭经的病因比较复杂，所见脉象各异。沉、细、滑、数皆可见，而滑脉见于闭经，无论经治或未治，均可提示血海充盈，为阴血有余之象。《脉经》曰："滑脉为阳中之阴脉。"因脉为血府，血盛则脉滑。

闭经病的脉见沉细示血枯之象，经用养血填冲之法，而脉由沉细转为滑利，则提示胃气渐复，冲脉充盈之转机，此时可在养血之基础上，加入通经调冲之味，

一促经行。若病患者初诊即见脉象滑而有力，则不需经过补益过程，可直接选用活血通经之剂而效。

3. 名医张锡纯论滑脉

滑脉：主痰热及气血虚。常见：①右脉滑实。外感稽留肺胃，咳嗽，痰饮；②左右脉滑脉而有力。湿热壅滞，或心中气血虚损，心下停有痰饮，惊悸不眠。两寸滑甚者，痰涎壅滞于上焦。兼数者有热、滑数而摇摇无力失血；③左右脉滑而无力。上盛下虚。

滑脉歌（中华脉神）

盘中走珠似脉滑，血行流利代谢佳。

上见咳吐下炎症，古把滑脉定有娃。

左寸脉滑心悸烦，右寸脉滑胸肺炎。

关滑宿食肝脾热，尺炎生殖泌尿前。

弦滑痰火耳鸣聋，气滞血瘀肝脾肿。

痰厥头痛肢节冷，妇科炎症难妊娠。

脉细滑数肝亏阴，癔症精神或官能。

食厥中焦脉滑实，腹腔肿块秘便赤。

濡滑脉主晕车船，支扩肺痨支肺炎。

颅内疾患脉细滑，精神萎靡面失雅。

脉滑无力浊便频，妊娠子痫频发痉。

左寸脉滑心经痰，狂躁中风或错乱。

左关脉滑肝炎脾，肋胀体倦心烦急。

左尺脉滑脐下炎，泌尿生殖炎列腺。

左寸脉滑膈胸炎，肺痈胸水炎气管。

右关脉滑肝胆热，疏清肝火后涤痰。

女子脉滑虚细辨，脸红排卵及经前。

睑白行经与经后，休把滑脉与孕连。

左寸右尺滑闭经，理化检查定妊娠。

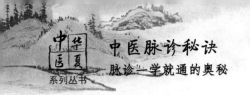
男左脉大滑数强，反见右弱女褓福。

右尺脉滑右腹患，阑尾回盲右附件。

 十一、涩脉

1. 脉象特征

涩脉的形象，细小而短；涩脉的搏动，往来迟滞，极不流利；甚至还三五不匀。前人诊察涩脉有多种比方：有的比作"轻刀刮竹"，这是形容滞涩不前的样子；有的比作"如雨沾沙"，这是形容涩而不流的状态；有的比作"病蚕食叶"，这是形容迟缓艰涩的形象。

脉象细小而短，往来搏动又极迟滞而不流利（难），这就叫作"涩"脉。指下触到它，与"散"脉和"歇止"脉相仿佛（依稀），但它既不是漫无根蒂的"散"脉，又不会见歇（止），只是有些"如雨沾沙"和"病蚕食叶"的样子，是极其迟慢而不流利的。"容易散"，即指细雨沾着沙土，被吸收后很容易分散，这是说明脉气散漫不聚的意思。

涩脉的搏动，是迟滞而三五不调匀的。同时还有如"轻刀刮竹"的样子，及其短涩，毫不爽利。至于微脉和涩脉便大不一样，微脉来非常软弱，有如禾芒般地微细，无论在浮部和沉部，都似有似无地摸不清楚了。见图14。

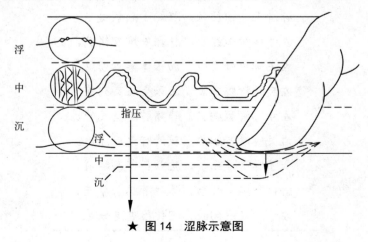

★ 图14 涩脉示意图

　　心气微弱，供血不足，血管不充，故血液在血管中流动的往来艰涩，出现类似歇止而又非止的脉象，即为涩脉。气滞血瘀，以致影响血液在血管中的正常运行，如腹内癥瘕、包块、血瘀痛经等皆可见到涩脉。

　　【相类诗】　参伍不调名曰涩，轻刀刮竹短而难，

　　　　　　　　微似秒芒微软甚，浮沉不别有无间。

　　【主病诗】　涩缘血少或伤精，反胃亡阳汗雨淋，

　　　　　　　　寒湿入营为血痹，女人非孕即无经。

　　　　　　　　寸涩心虚痛对胸，胃虚胁胀察关中，

　　　　　　　　尺为精血俱伤候，肠结溲淋或下红。

　　形细而行迟，艰涩不畅，脉势不匀。脉形较细，脉势滞涩不畅，如"轻刀刮竹"：至数较缓而不匀，脉力大小亦不均，呈三五不调之状，气滞、血瘀。湿邪内盛，正气未衰，故脉涩而有力。精血亏少，津液耗伤，不能充盈脉管，血行不畅，以致脉气往来艰涩而有力，脉涩而有力者，为实证；脉涩而无力者，为虚证。

　　涩脉，细而迟，往来难且散，或一止复来。脉率不齐，微有止歇。心血管疾病可见，血虚证可见。浮、中、沉均可见涩脉，脉率不齐，脉形细小，微微止歇。

2. 临床意义

　　造成涩脉的主要原因，总是由于营血虚少、津液损伤的结果。所以严重的反胃，以及大汗伤律亡阳以后，往往能见到涩脉。也有寒湿邪气入于营分，血行阻滞难通，如血痹一类的病症，脉象也常见涩。如妇女有孕而见涩脉，便为血不足以养胎；无孕而见涩脉，则为精血枯竭，难以受孕。

　　心血虚损而见胸部疼痛的，寸脉多见涩。脾胃虚弱，而两胁气滞胀满的，关脉多见涩。下焦精血两伤而见肠结便秘、小便淋沥、肠风下血等证的，迟脉多见涩。

　　按：脉来细迟而不流利，便叫作涩，主血虚精伤，不能濡润经脉的病变。惟"一止复来"，这是结脉的特征，涩脉不可能有这种现象。漫无根蒂的才叫作散脉，涩脉也绝不同于无根之脉。因此，前面"……散，一止复来"两句，没有现实意义。

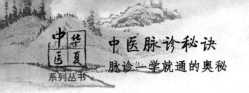
《诊家正眼》说："涩脉往来迟难，有类乎止而实非止；浮多沉少，有类乎散而实非散。"这是符合实际情况。

当代著名中医学家李士懋对涩脉的病理机制有很深的认识，如下所述。

（1）气血虚而涩

血虚可致脉涩，故涩脉主精亏血少。对此，诸医家均无异议。精血同源，血少无以充盈血脉，故脉来涩。因于血少，故见心痛、怔忡、经闭、艰嗣等。

对于涩主气虚，众医家皆非之。因《黄帝内经》云："涩者阳气有余也。"历代医家多宗此说，认为涩为多气。如《脉经》云："脉涩者少血多气。"《千金方》："脉涩者，少血多气。"《诊家枢要》："涩为气多血少之候。"《脉确》："涩脉血少气有余。"果若血少气有余，则鼓荡有力，脉当见浮、芤、革、虚等，而不会出现涩脉，这似乎与《黄帝内经》原文相悖。实则《黄帝内经》所指的阳气有余，是指气滞而言。如《外科精义》曰："脉涩则气涩也。"《脉学辑要》曰："又有七情郁结，及疝瘕癖气，滞碍隧道而脉涩者。"《脉学阐微》亦云："涩脉多见于情志不遂，血运郁涩所致。"至于涩主气虚，仅有少数医家论及。如《景岳全书》云："涩为阴脉，为气血俱虚之候。"《脉理求真》曰："涩为气血俱虚之候。"由此可见，气血虚，无功鼓搏于脉，致脉之搏幅小而形成涩脉。因虚而涩者，当按之无力。

（2）邪阻气机不畅而脉涩

邪阻气机不畅，气血不能畅达以鼓搏血脉，致脉幅小而形成涩脉。起到阻滞作用的邪气，主要为外邪所客、气滞、血瘀、寒盛、热邪、食积等。如《伤寒论》48条："何以知汗出不彻？以脉涩故知也。"此涩，即表邪郁遏使营卫不畅，阳气怫郁不得发越而致涩。《脉理求真》曰："然亦须分寒涩、枯涩、热涩之殊耳。"指出涩脉可因寒客、阳虚、阴血枯涸、热邪壅塞所致。《脉学辑要》云："食痰胶固中外……七情郁结，及疝瘕癖气，滞碍隧道。"皆可致涩。

正虚之涩，脉涩而无力，邪阻之涩，脉涩而有力。恰如《脉学辑要》所说："脉涩者，宜甄别脉力之有无，以定其虚实耳。"

涩脉歌（中华脉神）

轻刀刮竹涩来难，浮沉不别有无间。

涩缘血少或伤津，休克血瘀病头心。

寸涩心痛脑血瘀，肝胆胰胃涩关区。

尺伤津血盆腔内，多见瘀痛与寒虚。

肝胆炎肿脉细涩，腹满络胀面灰色。

产后感染脉涩弦，恶露难尽眼昏倦。

虚涩脉见官能症，全身不适睡不沉。

营虚血少脉涩缓，人无精神四肢寒。

胸闷心痛脉涩乱，朝发夕死生命短。

 十二、结脉

1. 脉象特征

脉来迟缓，时或又一次歇止，歇止后又再搏动，这叫作结脉。

结脉的表现是：搏动迟缓，时而又一次歇止。它是阴寒偏盛，邪结于里；阳热不足，正气衰减的证候。若脉浮而有力，时或见结，是寒邪滞于经脉，宜辛温发汗以祛散表寒；若脉沉而有力，时或见结，则为阴寒固结，气机受阻，便当用辛通导滞的方法以下积开郁，结脉自然就消失了。见图 15。

气结则血脉不通，房室传导阻滞，血脉不通则脉气亦结。故脉见往来缓而时一止，心律不齐，即为结脉。

主阴盛气结，寒痰血瘀，癥瘕积聚，宿食内停等证。

【相类诗】　见代脉。

【主病诗】　结脉皆因气血凝，老痰结滞苦沉吟，

　　　　　　内生积聚外痈肿，疝瘕为殃病属阴。

脉来缓慢，时有中止，止无定数。"结脉往来缓，时一止复来。"脉来迟缓，脉律不齐。气血虚衰。阴寒偏盛则脉气凝滞，故脉率缓慢；脉气阻滞而失于宣畅，

113

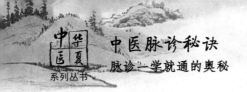

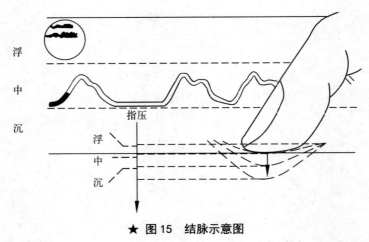

★ 图 15　结脉示意图

故脉来缓慢而时有一止，且为结而有力；心阳虚衰，脉气不续，故脉来缓慢而时有一止，且为结而无力。

2. 临床意义

结脉的出现，往往都因气血凝滞所致。例如：老痰结滞，各种积聚、痈肿、疝瘕等，都可使血气流行的气机受到阻滞结脉为寒，便属于阴证的范围了。

按：脉来迟缓，时或歇止，叫作结脉。多由阴邪固结，气血阻滞而来。但临床上常可见到因血气渐衰、精力不继的久病或虚劳病，出现脉来断而复续、续而复断的结脉，这是属于阴阳虚损一类的病变，应加注意。否则，只知结脉是气血凝滞所致，在临症时就会犯片面性的错误。

结脉歌（中华脉神）

结寻迟缓时一歇，阴寒气衰心脉蹶。

结迟促数余统代，求病在心率律裁。

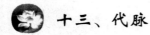 十三、代脉

1. 脉象特征

何谓代脉？代，乃更代之义，是指不同的脉象相互代替、更换，交错出现。

其脉象为乍疏乍数，乍强乍弱，乍动乍止。《灵枢·根结》曰："五十动而不一代者，以为常也，以知五脏之期。予之短期者，乍数乍疏也。"《伤寒论》178 条："脉来动而中止，不能自还，因而复动者，名曰代，阴也。"这说明代脉不仅有更替，还有歇止。假设原为脾之缓脉，在缓脉的脉律中，出现歇止，止后，"不能自还"，不能继续恢复原来的缓脉脉律。因脾气已衰，无力自还，必须由他脏之脉代之而动，出现"更来小数"的脉象。之后才又转换为缓脉脉律，这就是"因而复动"。亦即缓脉歇止之后，不能自还，由"更来小数"的脉来带动，才继续恢复缓脉的脉律；由缓至停，由停至小数，由小数至缓，这就出现了三种脉象的更替，此即代也。《脉诀条辨》曰："若脉平匀，而忽强忽弱者，乃形体之代。"又曰："脉无定候，更变不常，则均为之代。"景岳云："凡见忽大忽小，乍迟乍数，倏而变更不常者，均为之代。自王叔和云，代脉来数中止，不能自还，脉代者死，自后以自相传，遂失代之真义。"景岳所云极为正确。

　　为了说明问题，借助一点西医知识。假如因功能性的心律紊乱，出现乍强乍弱、乍疏乍数的脉象，并非死脉。若在器质病变的基础上，出现乍疏乍数、乍强乍弱、乍大乍小的代脉，就要引起足够重视。这就说明为什么有些病见代不是死脉，有些病见代却是死脉。

　　通过上述分析，可得出如下结论：以止有定数来界定代脉的特征，是不确切的。代脉，当为脉无定候，更变不常，出现歇止、疏数、强弱、大小交替出现的脉象，此即为代脉。见图 16。

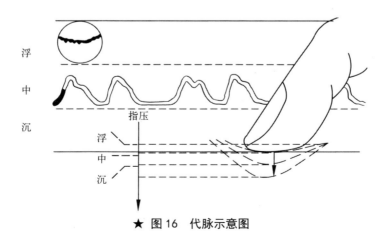

★ 图 16　代脉示意图

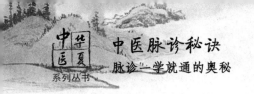
代脉的形成主要是由于脏气衰弱，心气大虚，无力正常推运血行，而致使脉中时而一止。心律不齐，不能自还，良久复来，即为代脉。

主脏气衰微、疼痛、惊恐、跌打损伤等证。

【相类诗】 数而时止名为促，缓止须将结脉呼，

　　　　　　止不能回方是代，结生代死自殊途。

【主病诗】 代脉之因脏气衰，腹痛泻痢下元亏，

　　　　　　或为吐泻中宫病，女子怀胎三月兮。

脉来一止，止有定数，良久方还。脉来时有中止，止有定数，脉势软弱，血瘀、痰凝等阻抑脉道，血行涩滞，脉气不能衔接，而致脉代而应指有力。

代脉，来数中止，不能自还，因而复动。脉结者生，代者死。歇止有规律。心律不齐。浮、中、沉均可见代脉。间歇时比较长，要么搏动一次歇止一次，要么搏动两次而歇止一次，并且一旦形成就不再改变。

2. 临床意义

代脉可分为生理之代、病理之代、正气衰败之死代三种。

（1）生理之代

《素问·宣明五气》曰："五脏应时……脾脉代。"谓脏气随时而更，脉亦随时而更代。此四时之代也。《灵枢·根结》曰："五十动而不一代者，以为常也，以知五脏之期。"此至数之更代。因四季阴阳升降不同，主气不同，人与天应，故脉应时而更代。

孕脉三月而代，此因胎儿发育，气血相对出现不足，故脉代。当生化之力增强，代脉自除。

（2）病理之代

病理之代，一般指暴病而言，气血乍损，一时不能相继而出现代脉。此代非脏气衰败之死代。滑伯仁曰："有病而气血乍损，只为病脉。"如霍乱吐泻而脉代，《四言举要》云："霍乱之候，脉代勿讶。"

(3) 脏衰死代

脏气衰败的死代，多见于久病之人，元气衰败者。《素问·平人气象论》曰："但代无胃，曰死。"此为死代。

《濒湖脉学》曰："五十不止身无病，数内有止皆知定，四十一止一脏绝，四年之后多亡命……两动一止三四日。"这不仅是以至数歇止定代脉，而且是以动止之数来判定死期。《脉诀汇辨》曰："夫人岂有一脏既绝，尚活四年！"诚然。以脉代而判其生死之期，当结合气色形症，综合分析，不能仅据动止之数，此当活看。

促脉、结脉、代脉鉴别：

促脉、结脉、代脉，都是有间歇性的脉，究竟应如何分辨呢？脉来数而遏止，是促脉；脉来缓而遏止，是结脉。这两种脉虽有数与缓的不同，但它们的遏止次数都是多少不均匀的，极不规则的。代脉则是遏止的次数既有规则，遏止的时间又较长，再来时只能照旧搏动，并不见频速而连续搏动两次的情况。一般说来，促、结脉的病变较轻，代脉的病变较重。因此，它们之间是有很大程度的不同的。

出现代脉主要原因，总是由于脏气衰弱、元气不足所致。所以凡因下元亏损而病的腹痛、泻痢，中阳不足所致的脾胃虚弱、呕吐泄泻等，都有见到代脉的可能。至于妇女怀孕三月以后，也偶有见代脉的，仍为元气不足的征兆。

代脉歌（中华脉神）

规律止歇不还代，更代不常疏数来。

结迟止歇无定数，促数止歇无定数。

诸代皆因元气衰，平见妇人百日胎。

结代相间心脏病，多联心律人命短。

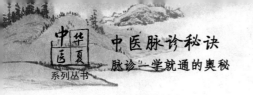

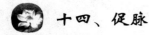 十四、促脉

1. 脉象特征

促脉的搏动，一去一来都较快，颇与数脉类似，但它不同于数脉的，就是随时都有间歇，而间歇次数的多少又极不规律，就好像急速行走的人，偶一跌倒似的。见图17。

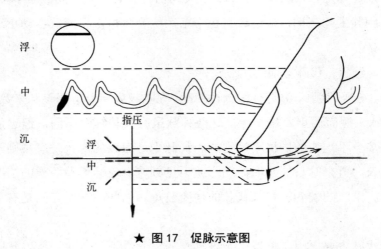

★ 图17　促脉示意图

阳气极盛，阴液大伤，或因痰食停滞，暴漏气逆，血瘀发狂等，致使脉气紊乱，故而脉见数中一止，止无定数，即为促脉。心房纤维性颤动或心脏代偿性搏动增强，心脏搏动次数不能依次传到桡动脉，脉搏会出现数而时一止的现象。心律不齐，心动过速常见。

主阳热亢盛、痰饮和宿食。

【相类诗】　见代脉。

【主病诗】　促脉惟将火病医，其因有五细推之，
　　　　　　时时喘咳皆痰积，或发狂斑与毒疽。

脉来数而时有一止，止无定数。气血痰食体滞；亦见于脏气衰败。热迫血行，故脉来急数；脉气不相接续，故脉有歇止；气滞、血瘀、痰饮、食积等有形湿邪阻滞，故其脉来促而有力。心气衰败，亦可致脉气不相顺接而见促脉，但必促而无力。

促脉，来去数，时一止复来。脉律不齐，脉律不规律。脉象快，律不齐。

浮、中、沉均可见促脉，时常间歇止，一止以后，随即又来，如同快走时忽然跌倒，然后又继续再行，其间歇时快时慢，没有规律。

2. 临床意义

促脉的特征，就是脉来数而时或歇止，是由于三焦郁火内炽热，以致阳热炎盛、阴液消亡，血气运行受到严重阻遏的结果。如歇止的次数逐渐增加（进），说明病势还在向不良的方面发展；如遏止的次数逐渐减少（退），便说明病情有一些好转的趋势。

促脉的出现，主要为三焦火热内盛而有郁积的结果。临床所见，凡气、血、痰、饮、食等，都可见到有郁积的时候。所以医书中常有"五积停中"的说法。不过，究竟属于某一种郁积，必须根据症状做出具体的分析。如见时时咳嗽，甚至喘逆、痰涎壅盛而脉促的，这便是属于痰积，其他可以类推。至于火热内盛，也应根据不同的情况加以分辨，如邪火在脏，神志失常而脉促，则多见发狂。如热毒入营，营气逆滞而脉促，则常见发斑。如热在肌肉，血气郁腐而脉促，便当发毒疽。这都说明一个问题，无论为热为郁，都必须有留滞不通，脉来才见促。

按：脉数而偶见歇止的，便叫作促脉。总因邪热内盛，有所留滞不通的病变所致。歇止少为病轻，歇止多则病重。尤其是病后见促脉，最要注意。

3.《伤寒论》中谈促脉

促脉的脉象有二，一者指下寻之极数，并居于寸口，《素问·平人气象论》所谓"寸口中手促上击者"是也。曰并居，曰上击，都是气争于上而不下之义；一者数中一止，乃阳气上盛而下虚，不能接续，所谓阳极亡阴之类。每见于津液大伤，虚热鼓动，来去躁急之际，所以时见一止。气上而不下的促脉，其主病轻则胸膈逆满，头眩气喘，重则颠厥或狂，正如《素问·生气通天论》所说："阴不胜其阳，脉流薄疾，并乃狂。"之类。上盛而下虚的促脉，其主病多为阴虚阳亢，上热下厥，虚劳垂危之顷。论中所言的促脉，多属于前者，而非后者。如：

"太阳病，下之后，脉促胸满者，桂枝去芍药汤主之。"（21 条）

"太阳病，桂枝证，医反下之，利遂不止，脉促者，表未解也。"（34 条）

"太阳病，下之，其脉促，不结胸者，此为欲解也。"（140 条）

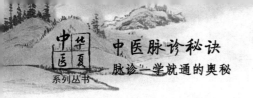
"伤寒脉促，手足厥逆，可灸之。"（349 条）

21、34 两条为表邪未尽的促脉，张璐云："促脉，虽表邪未尽，然胸但满而不结，则以误下，而损其胸中之阳也。"故用桂枝去芍药法以和太阳之表，而启胸中之阳。钱潢云："脉促者，非脉来数，时一止复来之促也，即急促，亦可谓之促也。促为阳脉，以阳邪炽盛，故脉加急促，是知其邪尚在表而未解也。"140 条为邪去欲解促脉，促既为阳脉，颇能显示阳气向上向外之机，故为欲解。349 条为阴阳格拒的促脉。喻昌云："伤寒脉促，则阳气踹踹可知，更加手足厥逆，其阳必为阴所格拒，而不能返，故灸以通其阳也。"阳在上，故脉促，不能下，故手足厥逆，可灸其下以降阳，常器之谓灸太冲，甚是。

促脉歌（中华脉神）

促脉数而一止歇，止无定数自还来。

炎盛伤心律不齐，促频难医退可医。

缓而一止复来结，止有常数不还代。

滑促咳痰与食厥，浮促肠炎与肺疽。

促沉慢耗气血郁，风湿关节痛难息。

脉促细小脑缺氧，热毒伤津命难长。

脉促而洪毒血症，紫癜瘀斑或癫狂。

脉促左寸浮重染，阴虚血寒心病缠。

脉促浮寸痰咳喘，肺气肿或气管炎。

脉促关力中焦患，肝肿脾大胆胰腺。

尺浮脉促下焦炎，尿灼下痛衰循环。

 十五、伏脉

1. 脉象特征

诊察伏脉，必须用力重按至骨，指下才能感觉到脉搏的搏动，它真好像是在筋膜下搏动是的。伏脉比沉脉还深在，因此诊察伏脉，必须指头用力按到最深的骨骼上，然后推动筋肉，才能感觉到脉搏在深处隐隐约约地跳动，这一般是由于寒邪凝滞经络脏腑所致。所以尽管是伤寒表证，如果寒凝经络，阳气不能发越时，脉也见伏。待阳气回苏，突破寒凝，就能汗出而解。所以伤寒表证而见伏脉，是将欲作汗而解的现象。至于脐腹冷痛，四肢厥逆而见脉伏的，这就属于阴寒内郁症了。见图 18。

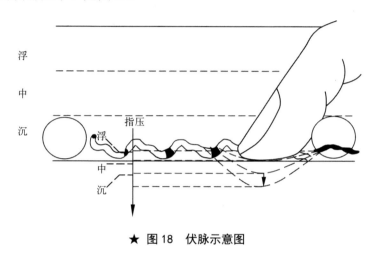

浮

中

沉

指压

浮

中

沉

★ 图 18　伏脉示意图

阳气衰弱，寒邪内伏，气血闭结，脉管潜伏不显；血液中的血浆减少，不能鼓动脉气外显，即形成伏脉。

主邪闭、厥证和痛极证。

【相类诗】　见沉脉。

【主病诗】　伏为霍乱吐频频，腹痛多缘宿食停，

蓄饮老痰成积聚，散寒温里莫因循。

食郁胸中双寸伏，欲吐不吐常兀兀，

当关腹痛困沉沉，关后疝疼还破腹。

【脉象分析】重按推着筋骨始得，脉管搏动的部位比沉脉更深，隐伏于筋下，附着于骨上。推动筋肉才能触动到脉动，伏而有力，多见于暴病。实邪内伏，气血阻滞所致气闭、热闭、塞闭、痛闭、痰闭等。危重病证的伏脉，与血管病变造成的无脉症不同。无脉症往往发生在肢体的某一局部，相应肢体无脉，其他部位脉象可正常。伏脉，极重指按之，着骨乃得。较沉脉更沉深。

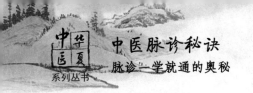

沉取（脉隐于筋下，附于骨上）可见伏脉，轻按不得，重按推筋着骨始得，比沉脉更沉，伏于骨上。

2. 临床意义

凡邪气郁结于里，以致经脉阻滞，气血壅塞，脉必见伏。因此，霍乱而见频频呕吐，因宿食而阵阵腹痛，以及水饮停蓄，老痰积聚等症，无不出现伏脉。这时只宜用温里散寒的方法以畅通血气，解郁破积，化痰逐饮。凡急剧发作的呕吐腹泻，过去概称霍乱，不完全是指现在的法定传染而言。主要病变为伤于饮食，阳热外逼，阴寒内伏而成。

饮食停留，胸中气郁不舒，以致想吐又吐不出，心里十分难受时，两手寸部常见伏脉。中焦寒湿凝聚，以致腹痛身困时，两手关部常见伏脉。下焦寒凝气滞，而致剧烈的疝痛时，两手尺部（即关后）常见伏脉。

按：伏脉是一种极沉的脉象，主要为寒热邪气凝聚，经络壅滞，气血阻塞而成。但毕竟还是热症少，寒症多。尤其常见于剧痛的时候。

伏脉歌（中华脉神）

脉伏隐深沉于沉，卒中剧痛休克扣。

寸伏心病胸肋满，关伏诸病多源肝。

尺伏阴寒妇病染，六脉俱伏脑病挛。

 ## 十六、濡脉

1. 脉象特征

濡脉在浮部出现，及其细软无力，好像棉絮或水泡漂浮在水面上一样，只能用手轻轻地接触它，如果稍微重按，便摸不着了。

濡脉的形状，浮细无力，及其软弱，必须轻手细审，才能触到它，真好像漂浮在水面的棉絮一样，稍微重一点的力量就不能胜任了。大病之后或是妇人生产之后见到这样的濡脉，是气血损伤，还没有复原的证候，但因虚症虚脉，脉症相合，从这一点来说，虚能受补，还是比较容易治疗的。假使濡脉出现在平常人身上，尽管没有什么大病，也应该注意到这是"无根之脉"，是脾胃两虚的征象，必须及时防治，才无后患。

　　濡脉形象的主要特征是浮而细柔，必须与弱、微、细三种脉象进行区分。弱脉的细柔颇与濡脉类似，但濡脉是在浮部出现，而"弱"脉却是在沉部才能见到。微脉的浮而微细，亦与弱脉近似，但濡脉重按则无，微脉重按只是不绝如缕。细脉与濡脉都极微细，但细脉也多出现在沉部，虽极细仍同微脉的不绝如缕，绝不如濡脉的重按便没有了。见图 19。

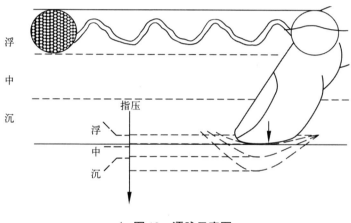

★ 图 19　濡脉示意图

　　心力衰竭，心脏搏动力弱，所以排血量减少，血管不能充盈而细缩，湿邪弥漫，致使脉管壁松弛，弹力减弱，故脉见浮而细软，按之无力，如水上浮绵，即为濡脉。

【相类诗】　浮而柔细知为濡，沉细而柔作弱持，

　　　　　　微则浮微如欲绝，细来沉细近于微。

【主病诗】　濡为亡血阴虚病，髓海丹田暗已亏，

　　　　　　汗雨夜来蒸入骨，血山崩倒湿侵脾。

　　　　　　寸濡阳微自汗多，关中其奈气虚何，

　　　　　　尺伤精血虚寒甚，温补真阴可起疴。

　　浮细无力而软。位浮、形细、势软。脉管搏动的部位在浅层，形细而软，如絮浮水，轻取即得，重按不显，故又称软脉。脉管因气虚而不敛，无力推运血行，

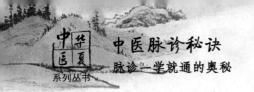
形成松弛软弱之势；脉管不充，则脉形细小应指乏力。湿困脾胃，阻遏阳气，脉气不振，也可以出现濡脉。

软脉，极软而浮、细。呈条状，柔软细弱，浮取始得。虚证多见。浮取可见软脉，脉浮有形，细软无力。

2. 临床意义

濡脉主见于营血亏虚，阴精虚极的病症。例如：髓海空虚、丹田不足、阴虚盗汗、骨蒸烦热、妇女血崩、脾湿濡泻等，都往往可以见到濡脉。

阳气微弱、表虚不固以致汗出不止的，寸部可见濡脉；脾胃虚弱、中气不足的，关部可见濡脉；下焦虚寒、精血两伤的，尺部可见濡脉。宜用温补的方法，峻补真阴，才能治愈久病。

按：脉来浮而细软，重按则无，便是濡脉，主要是由于精血亏损或脾虚不能制湿所致。

濡脉歌（中华脉神）

濡浮柔细脉失充，触手静脉十岁童。

极细欲绝中称微，沉细柔弱线细中。

轻刀刮竹血涩行，广意之细各不同。

濡见寸浮自汗多，寸沉心脑弱负荷。

脾胃虚寒濡关沉，关浮脉濡必虚阴。

脉濡尺沉虚寒肾，尺浮脐下诸炎生。

濡迟濡缓关节寒，濡结心悸胸闷烦。

濡数体虚多上感，百损诸虚皆求关。

 十七、牢脉

1. 脉象特征

牢脉在极沉的部位出现，颇近于伏脉的部位了。它的形状，不仅实大而长，还带有弦急的样子。因而牢脉颇具深在而坚实的意义。

　　牢脉具有弦、长、实、大的形象和坚实深在的意义，所以它出现的部位总是比沉脉还深在而近于伏脉了。诊察牢脉要与革脉分辨清楚，革脉是在浮部出现，形状是弦而芤；牢脉是在极沉的部位出现，形状是实大而长，微弦。革脉多见于虚证，牢脉常见于大实症。这浮、沉、虚、实之间，是有很大的区分的。见图20。

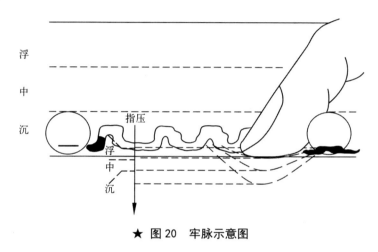

★ 图20　牢脉示意图

　　寒邪可导致脉管拘急，动脉硬化是由于动脉内膜内脂质沉着，并在内膜伴有纤维组织增生而形成限局性的斑块，弹性纤维减少，胶原纤维增加，致使动脉管变硬。血管壁张力增加，外周阻力增加，血流动力学和血液流变学改变，为心血管疾病的常见脉象。

　　主阴寒的内实，疝气，癥瘕。

　　【相类诗】　革脉芤弦自浮起，革虚牢实要详看。

　　【主病诗】　寒则牢坚里有余，腹心寒痛木乘脾，

　　　　　　　　疝颓癥瘕何愁也，失血阴虚却忌之。

　　【脉象分析】沉取实大弦长，牢脉的脉象特点是脉位沉长，脉势实大而弦。沉取始得，但搏动有力，势大形长，为沉、弦、大、实、长五种脉象的复合脉。

2. 临床意义

　　凡是沉寒里实，属于邪气有余的病变，而见心腹寒痛、肝气郁积、脾呆不

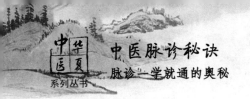
运等病时，都可能出现牢脉。一般地说，凡是疝、癫、癥、瘕一类的积聚病出现牢脉，因实症实脉，脉症相合，从这一点来说，一时还可不发愁；如果失血阴虚一类的大虚症出现牢脉，这是虚症实脉，脉症相反，是正气大伤、邪气犹盛的征象，临床时应引起注意，防其骤变。

按：牢脉以极沉而弦实为特征，为阴寒凝积病变的反映，主要为邪气有余的脉象，多属于里实证。

牢脉歌（中华脉神）

沉弦实大长脉牢，阴寒阳潜内积留。

革脉芤弦居浮位，革虚牢实脉位异。

瘀血硬化患癌肿，肾病风痉与病毒。

左牢多为心脑管，右关牢属胰肝胆。

尺关脉牢胰肠肾，泌尿生殖尺牢坚。

十八、洪脉

1. 脉象特征

洪脉的形体在指下的感觉是极其粗大的，它的搏动，不仅来的时候显得势极充盛，即去的时候也是缓缓减弱，要在较长的时间内才能消逝，这就叫作"去衰"。

洪脉的搏动，不仅来势极其充盛，去势亦是渐次减弱的。当在指下触到的时候，总有一种极其盛大的感觉，这见于夏令是合乎时令的。若在春、秋、冬的季节里出现洪脉，乃是阳热亢盛的病变。如果是因于寒邪遏抑阳气，火热内郁，还当用"升阳散火"的方法进行治疗，这是不用犹豫的。

洪脉的搏动，在指下一来一往很有劲的（拍拍然，形容有劲）。它这样"来盛去衰"的搏动，好比壮阔的波澜一般，根脚极其阔大。但它与实脉却有差别，因为实脉并没有阔大的根脚，只是无论轻举或重按都有弦长而坚硬的感觉罢了。见图 21。

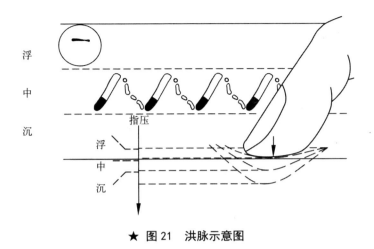

★ 图 21　洪脉示意图

阳盛火亢，心脏的收缩压增高，排血量增多，致使脉管扩大。血液的急流冲击血管壁而致使脉搏跳动呈大起大落如波涛之状。当血液向右心房回流时，心脏的舒张压降低，血液的流动呈一时性减慢，脉管壁的弹力亦相对减弱，而且暂时处于空虚状态，故脉来盛去衰。体内有效循环血量增加，心搏及血管壁和外周阻力相对增大。

主热证。

【相类诗】　洪脉来时拍拍然，去衰来盛似波澜，

　　　　　　欲知实脉参差处，举按弦长愊愊坚。

【主病诗】　脉洪阳盛血应虚，相火炎炎热病居，

　　　　　　胀满胃翻须早治，阴虚泻痢可踌躇。

　　　　　　寸洪心火上焦炎，肺脉洪时金不堪。

　　　　　　肝火胃虚关内察，肾虚阴火尺中看。

脉体宽大，充实有力，来盛去衰，状若波涛汹涌。脉搏显现的部位、形态和气势三个方面。由于脉管内的血流量增加，且充实有力，来时具有浮、大、强的特点。脉去如落下之波涛，较来时势缓力弱，即所谓"去衰"，其脉势较正常脉为甚。阳明气分热盛。洪脉为阳脉，在时应夏，在脏应心。为夏令之平脉。邪正剧烈交争，气盛血涌，脉管扩大，故脉大而充实有力。

洪脉，极大在指下。呈条状，轻取可得，寸关尺皆有波动感。夏季常脉，

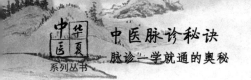

夏季气候炎热，温度增高，汗窍开放，新陈代谢加快，血流增速，微循环开放大于 20%，仿运动脉象。血流量和血管扩张度皆增大。脉搏升支高。

浮取可见洪脉，来时有力（来盛），去时力减（去衰）。

2. 临床意义

脉来洪大，总属于阳热亢盛、阴血虚少的病变。尤其是在心火上炎的时候，脉多见洪。但也有虚和实的区分。如果胃热（即反胃、呕吐）而见脉洪的，多属实证，当及时清泻胃热。如果泄泻或下痢，反见洪脉的，这是阴津大伤、阳热犹亢的虚证，急宜养阴以清热，不能当作实证治。这虚实之间，最要慎重考虑。

当心火上炎的时候，常见咽干喉痛，口疮痛肿，左寸脉多见洪。假使肺中火热炽盛，脾胃津伤，两关脉多见洪。肾精亏损，阴火不能潜藏时，两尺脉多见洪。总之，无论上、中、下三部，只要出现洪脉，多半是由于火热亢盛的病变。

按：洪脉，又叫作大脉。它以脉形粗大，搏动有力为特征。所谓"拍拍然""似波澜"，就是阔大而有劲的形容。洪脉的出现，总是由于火热亢盛的病变，只是在阳盛、阴虚之间，属实、属虚之间，分辨个清楚就可以了。至于所谓"升阳散火"的疗法，仅是在寒邪遏郁阳气，脾胃升发之气不能外达的时候才可以应用，并不是一般治疗火热的方法。

名医张锡纯论洪脉：

洪脉：主热。常见：①右脉洪长有力。胃气因热不降，血随逆上升，吐衄；②左右脉洪滑、重按甚实。热迫胃气不降，吐衄。或阳明腑实，心肝内热挟阳明之热上攻。或实热痢。兼数者，纯是热象。

洪脉歌（中华脉神）

脉洪盛来指下飙，波涛迫岸逐浪高。

脉实浮沉大弦长，浊血浑厚似泥浆。

虚浮大软革鼓皮，弦似弓弦紧勒缰。

寸洪心火上焦炎，胸痛咳痰与哮喘。

肝火胃虚关内洪，肾虚阴火寻尺中。

洪大脉见胃火冲，耳鸣齿肿牵头痛。

洪滑脉见脑中风，右肢瘫灶左寸中，

脑干全瘫双寸里，活也阿斗与死同。

脉洪无力阴津伤，邪盛不虚洪大强。

左寸脉洪上焦炎，咽红龈糜红舌尖。

胸痛痰稠右寸洪，摄片诊排肺胸脓。

左关脉洪虚热胃，颈部淋巴网织内。

右关脉洪移浊音，呕血蛙腹怒青筋。

左尺脉洪肛周疡，右尺关洪性欲强。

双寸皆洪热肺心，肝胆脾胃热关寻。

双尺皆洪正气旺，八十老人不扶杖。

 十九、微脉

1. 脉象特征

微脉，极细而软，按之如欲绝，若有若无（《脉经》）。细而稍长（戴氏）。

微脉的脉象，既极细而又极软，稍用力按，便有些像快要断的细丝一样，这时脉的搏动，只是隐隐约约的，似有似无的。所谓"细而稍长"，是说微脉虽然极其细弱，但它还是隐隐约约地在指下可以摸到，并不会断绝。这个"长"字，绝不同于长脉。

微脉的搏动是极其轻软无力的，稍加重按，便显得似有似无，细弱极了。辨识微脉，首先要与细脉相区别。微脉在指下似有似无，模糊难辨；细脉则稍微大一些，显而易见。微脉是由于阳气的衰竭，细脉是由于营血的虚少。见图 22。

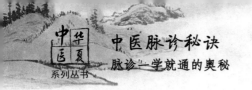

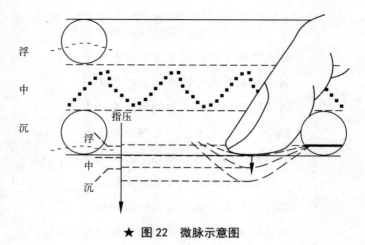

浮 中 沉

指压

浮 中 沉

★ 图 22　微脉示意图

微脉的形成是由于心力衰竭，或末梢周围循环衰竭，心脏排血量减少，致使脉管细缩，血管壁弹力减弱。即为微脉。在心肌梗死的初期，风湿性心肌炎，以及在休克状态下，则易出现微脉。有效循环血量减少。

主气血大虚，阳气衰微证。

【相类诗】　微为阳弱细阴弱，细比于微略较粗。

【主病诗】　气血微兮脉亦微，恶寒发热汗淋漓。

　　　　　　男为劳极诸虚侯，女作崩中带下医。

　　　　　　寸微气促或心惊，关脉微时胀满形。

　　　　　　尺部见之精血弱，恶寒头疼痛呻吟。

极细极软，按之欲绝，若有若无。脉形极细小，脉势极软弱，轻取不见，重按起落不明显，似有似无。气血大虚，阳气衰微。营血大虚，脉管失充，阳气衰微，鼓动无力则脉弱，按之欲绝，似有似无。久病脉微是正气将绝，新病脉微主阳气暴落。微脉，极细而软或欲绝，若有若无。脉形细小，更较不明显。虚证常见。浮、中、沉（浮取不常见）均可见微脉，脉形极细小，重按就好像断绝了一样。

2. 临床意义

凡是气血两虚的，尤其阳气虚少的人，必然要出现微脉的脉象，阳气虚弱，体表不固，便多见恶寒、发热、汗出较多等表虚症。大凡男子的"五劳""六极"

诸虚损症，以及妇女的崩漏带下等病，脉搏都往往见微，这就是由于气血两虚的结果。

肺气不足而喘促，心阳不敛而惊悸的病变，两手寸部常多见微脉。脾胃虚损不能运化而胀满时，两手关部常多见微脉。肾中元阳亏损而身寒腹痛，精血虚竭而病消渴等，两手尺部常多见微脉。

按：纤细柔弱，无力之极，按之不绝如缕，这叫作微。凡见微脉，总是气血两虚，尤其是气虚病变的反映。

3.《伤寒论》中论微脉

（1）单微脉

"太阳病，得之八九日，如疟状，发热恶寒，热多寒少……脉微而恶寒者，此阴阳俱虚，不可更发汗、更下、更吐也。"（23 条）

"尺中脉微，此里虚。"（49 条）

"伤寒十三日，过经谵语者，以有热也，当以汤下之。若自下利者，脉当微厥。"（105 条）

"伤寒吐下后，发汗，虚烦，脉甚微。"（160 条）

以上四条均为正气不足的微脉。所以 49 条它明确指出"此里虚"，也就是正气虚于里。正气既虚，所以会出现自下利、手足厥冷诸证。正气之所以虚，在伤寒病中，往往是因于汗吐下诸法的运用不适当，故成无己注 160 条云："伤寒吐下后发汗，则表里之气俱虚，虚烦脉甚微，为正气内虚。"正气既虚，即当以扶正为主，不可更发汗更吐更下矣。

"脉阳微而汗出少者，为自和也。"（245 条）

"少阴病，脉紧，至七八日，自下利，脉暴微，手足反温，脉紧反去者，为欲解也。"（287 条）

以上两条病邪轻浅，而有向愈之机的微脉。所以《医宗金鉴》释前条说："脉阳微则热微，微热蒸表作汗，若汗出少者，为自和欲解。"也就是表邪轻，正能胜邪。钱潢解释第二条云："若以寒邪极盛之紧脉，忽见暴微，则紧峭化而为宽缓矣，乃寒邪驰解之兆也。"因而这微脉仍是邪气消退的表现。

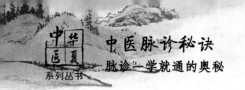

"少阴病，脉微，不可发汗，亡阳故也。"（286条）

"伤寒脉微而厥，至七八日胃冷，其人躁无暂安时者，此为脏厥。"（338条）

"伤寒六七日，脉微，手足厥冷，烦躁，灸厥阴，厥不还者，死。"（343条）

"吐已下断，汗出而厥，四肢拘急不解，脉微欲绝者，通脉四逆加猪胆汤主之。"（390条）

以上四条，统为元阳衰竭的微脉。阳虚于内，无以布于外，所以出现肤冷、手足厥冷、汗出而厥诸证。阳既虚而犹烦躁者，汪琥云："阳虚而争，乃脏中之真阳欲脱，而神气为之浮越，故作烦躁。"实际是神识不宁的燥症，所以338条说"躁无暂安时"，病情至此，阳脱之兆。

"少阴病，下利微脉者，与白通汤。"（315条）

"少阴病，下利清谷，里寒外热，手足厥冷，脉微欲绝，身反不恶寒，其人面色赤。"（317条）

"恶寒，脉微而复利，利止亡血也，四逆加人参汤主之。"（385条）

"既吐且利，小便复利，而大汗出，下利清谷，内寒外热，脉微欲绝者，四逆汤主之。"（389条）

以上四条，为阳虚阴盛的微脉。张志聪注315条云："少阴病下利，阴寒在下也。脉微，邪在下，而生阳气微也。"成无己注317条云："下利清谷，手足厥逆，脉微欲绝，为里寒；身热不恶寒，面色赤，为外热，此阴盛于内，格阳于外，不相通也。"成氏又释385条云："恶寒脉微而利者，阳虚阴盛也。"钱潢注389条云："吐利则寒邪在里，小便复利，无热可知。而大汗出者，真阳虚衰，而卫气不密，阳虚汗出也。下利清谷，胃寒不能杀谷也。内寒外热，非表邪发热，乃寒盛于里，格阳于外也。阴寒太甚，阳气衰微，故几欲绝也。"真阳虚衰，主要是指先天肾中之阳和后天脾胃之阳而言，所以仲景救阳扶阳之方，总不外四逆汤，而汤中最主要的药，不外干姜和附子，干姜所以温脾胃之阳，附子所以益肾中之阳也。肾阳虚不能蒸水而为津气，则水浊聚而阴寒生；脾胃阳虚，不能腐熟水谷而为营卫，则湿浊聚而阴寒成。诸条的下利，或下利清谷，或既吐且利等阴寒之症，无一不由阳虚而来。凡此阳虚阴盛之证，仲景多从扶阳为务；阳得扶则阴寒自去，正是治病求本之道。

上述微脉四证：正气不足；病机向愈；元阳衰竭；阳虚阴盛。

（2）微缓脉

"太阳病，得之八九日，如疟状，发热恶寒，热多寒少，其人不呕，清便欲自可，一日二三度发，脉微缓者，为欲愈也。"（23 条）

此为邪不盛而向愈的微缓脉。钱潢云："邪既浮浅，脉又微缓，微者，非微细之微，言较前略觉和缓也。"即邪不盛而正未衰之和缓脉，钱说甚是。

（3）微弱脉

"太阳病，发热恶寒，热多寒少。脉微弱者，此无阳也。"（27 条）

"太阳中风，脉浮紧，发热恶寒，身疼痛，不汗出而烦躁者，大青龙汤主之。若脉微弱，汗出恶风者，不可服之。"（38 条）

"太阳病，二三日，不能卧，但欲起，心下必结，脉微弱者，此本有寒分也。"（139 条）

此为阳气虚的微弱脉，因微脉既为气血两虚之象，而弱脉亦主阳气衰微也。所以 27 条说"此无阳也"。即 139 条的"有寒分"，亦只是阳衰虚寒之意。正因为属于阳虚之脉，故虽有表邪，亦不宜服大青龙汤。

（4）微数脉

"微数之脉，慎不可灸。"（116 条）

此为阴虚热动之微数脉。程郊倩云："血少阳虚之人，脉见微数。"微为虚，数为热，热因血少阴虚而作，故谓之虚热，与阳盛之热大异，凡阴虚之热，当益其阴，不宜于用扶阳得艾灸法。

（5）微沉脉

"太阳病六七日，表证仍在，脉微而沉，反不结胸，其人发狂者，以热在下焦，少腹当硬满，小便自利者，下血乃愈。所以然者，以太阳随经，瘀热在里故也。"（124 条）

此为下焦淤热的微沉脉。钱潢云："以邪不在阳分气分，故脉微；邪不在上焦胸膈而在下，故脉沉。"瘀热在里在下，必微沉中略有力。

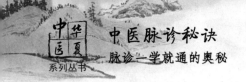
（6）微涩脉

"阳明病，谵语发潮热……脉反微涩者，里虚也。"（214条）

"少阴病，下利，脉微涩，呕而汗出，必数更衣，反少者，当温其上，灸之。"（325条）

"伤寒，其脉微涩者，本是霍乱。"（384条）

此为津气两虚的微涩脉。阳明病的脉反微涩，是邪热伤津耗气的结果，所以称为里虚，所以禁用承气汤。少阴病吐下汗出之后，津气两伤，脉亦微涩，尤其是气虚下陷，所以数更衣，便反少，即气不升举而里急后重也。霍乱大吐大下之后，气脱津亡，自当出现脉搏的微涩了。

（7）微细脉

"下之后，复发汗，必振寒，脉微细，所以然者，以内外俱虚故也。"（60条）

"少阴之为病，脉微细，但欲寐也。"（281条）

两条均为阳气虚的微细脉。柯琴释前条云："内阳虚，故脉微细，外阳虚，故振栗恶寒，即干姜附子汤证。"《医宗金鉴》释后条云："少阴受邪，则阳气微，故脉微细也。"

（8）微细沉脉

"少阴病，脉微细沉，但欲卧，汗出不烦，自欲吐。"（300条）

此为阳虚阴盛之微细沉脉。脉微细是阳虚，脉沉是阴盛。但欲卧、汗出是阳虚，不烦自欲吐是阴盛。故脉微细与281条同，脉沉与301条亦无殊。

（9）微浮脉

"病如桂枝证，头不痛，项不强，寸脉微浮，胸中痞硬，气上冲喉咽，不得息者，此为胸有寒也。当吐之，宜瓜蒂散。"（166条）

"厥阴中风，脉微浮为欲愈，不浮为未愈。"（327条）

此为病机向愈之微浮脉，成无己注前条云："寸候身半以上，微浮，邪自内出也。"《医宗金鉴》注后条云："脉微，厥阴脉也。浮，表阳脉也，厥阴之病，既得阳浮之脉，其邪已还于表，故为欲愈也。"里邪无论向上向表，统为外解之机。

（10）微弱数脉

"下利……脉微弱数者，为欲自止，虽发热，不死。"（365 条）

此为邪退正复之微弱数脉。汪琥云："脉微弱数者，此阳热之邪已退，真阴之气将复，故为利自止也。下利一候，大忌发热，兹者脉微弱而带数，所存邪气有限，故虽发热，不至死耳。"

名医张锡纯论数脉：

微脉：主气虚、气陷。常见：①左脉微细、模糊、按之即无。肝胆虚热，或肝虚胁痛；②右脉微弱，气陷；③左右脉微弱、细，或见于两寸。大气下陷，中风，久痢虚寒，下焦虚惫，气虚滑脱，或气虚燥结。兼迟者，素有寒饮，风寒陡袭，寒饮凝结。兼沉者，肾气不能上济于心而心肾不交。

微脉歌（中华脉神）

微拂汗毛有若无，气血诸虚阳不足。

寸微气促或衰心，管微中焦慢耗病。

尺微脐下诸寒若，男为劳极女滞经。

微而欲绝血虚崩，功能出血产后风。

脑心缺血左寸微，耳鸣头晕眼蒙黑。

左关脉微胃气减，胁痛肢寒餐后满。

右寸脉微气虚喘，右关脉微郁肝胆。

右尺脉微肾阳衰，沉微阴虚慢耗裁。

浮微低热愈微缓，频惊气虚见微短。

微数血少心跳频，微见结代心必停。

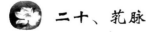 二十、芤脉

1. 脉象特征

所谓芤脉，轻取之觉其浮大而柔软，稍加重按，便觉得脉管空虚似的。正

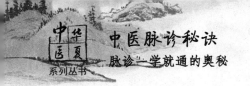
因为它有外实内空，形状很像慈葱；又因为苁为葱的别名，故叫作苁脉。

苁脉多在浮部出现，它的形状豁大而虚软，好像慈葱似的。所以手指接触到脉管的外边虽有实在的感觉，但脉管里面却是比较空虚的。为什么会见到这"外实内虚"的苁脉呢？一般都因出血过多而引起。例如火邪侵犯阳经（三阳经络）的经脉，而引起大量的吐血、呕血、鼻血之后；或者火热邪气侵犯了阴经（三阴经络）的络脉，而引起便血、血崩之后，便往往都会出现这样的苁脉。

中间的空虚，四周（旁）实在，这是苁脉的唯一特征。诊察苁脉的同时，还应当与虚脉和革脉仔细分辨。苁脉和虚脉都有浮大的共同点，但苁脉是浮大而软，虚脉是浮大而迟，这是大不相同的。苁脉和革脉都有外实内空的共同点，但苁脉是外实而软，革脉的外实却带有弦象，这又是大不相同的。苁脉往往是在大失血以后出现，革脉则见于一般亡血失精的虚寒病症。见图23。

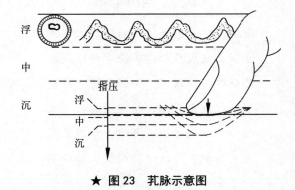

★ 图23　苁脉示意图

失血伤精，血管空虚，不能充盈血管壁，故脉见浮大中空，软如按葱管之状，即为苁脉。血管壁张开相对下降。

主失血证和伤阴证。

【相类诗】　中空旁实乃为苁，浮大而迟虚脉呼，

　　　　　　苁更带弦名曰革，苁为失血革血虚。

【主病诗】　寸苁积血在于胸，关里逢苁肠胃痛，

　　　　　　尺部见之多下血，赤淋红痢漏崩中。

【脉象分析】浮大中空，如按葱管。应指浮大而软，按之上下或两边实而中间空。是脉管内血量减少，充盈度不足，紧张度低下的一种状态。

芤脉，浮大而软，按之中央空，两边实。芤脉成条状，浮取可得，寸关尺皆有。浮取可见芤脉，浮大而中空，犹如按在葱管之上。芤脉血管的收缩舒张及管壁弹性影响不大，但血容量低。有效循环血量下降。

2. 临床意义

失血以后，血不足以荣养心脏，以致心悸怔忡的时候，寸脉常见芤。如果从胃中大量呕吐脓血（吐红）以后，关脉必多见芤。假使尺部出现芤脉，往往是由于血淋、血痢、便血、血崩、漏经等大量出血的结果。

按：外实内虚，软如葱管，又多见于浮部，这是辨认芤脉的要点。芤脉一般见于大失血之后，不见于未出血之先。

芤脉歌（中华脉神）

脉芤浮大空若葱，过头静脉瘪大空。

暑热大汗津液伤，血亏气虚脉失充。

虚浮大软管尚圆，芤浮中空管瘪扁。

革叠芤弦位在上，边为脉边尺桡缘。

寸芤失血病在胸，关芤出血胃肠痛。

脐下失血尺部芤，赤淋溏痢崩漏红。

脉芤而数产后风，头晕目眩阴血崩。

芤而见涩肝脾肿，腹满黑边两肋痛。

芤迟呕血温补中，芤数呕血清补同。

左寸脉芤产后崩，贫血心悸神失聪。

伤内瘀血肋间痛，胸膜炎症与肿脓。

右寸脉芤咳衄血，慢病耗血左关芤。

右关脉芤胃肠痛，抗炎为首刀见重。

左尺脉芤肛便红，慢长溃疡或瘤肿。

血液诸病右尺芤，紫癜再障贫血容。

浊芤多见三高症，过于降压脉芤同。

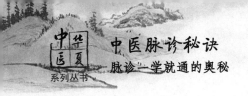

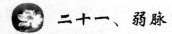

二十一、弱脉

1. 脉象特征

弱脉的搏动是极其柔细无力的，须用力重按到沉部才能摸着它，在浮部是摸不到的。脉搏之所以这样柔弱，主要是由于阳气衰微，不能振奋（即"陷"的意思），精血虚弱的结果。这种气血两虚的脉象，见之于老年人（白头），犹可理解；若见之于青少年，便当引起警惕，查出原因。见图24。

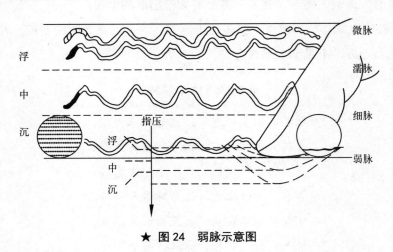

★ 图24　弱脉示意图

气为血之帅，心气不足，则鼓动脉管无力；不能充盈脉管，故脉管张缩力减弱，即形成沉细而软之弱脉。

主气血不足、阳虚证。

【相类诗】　见濡脉。

【主病诗】　弱脉阴虚阳气衰，恶寒发热骨筋痿。

　　　　　　多惊多汗精神减，益气调营急早医。

　　　　　　寸弱阳虚病可知，关为胃弱与脾衰。

　　　　　　欲求阳陷阴虚病，须把神门两部推。

沉细无力而软。弱脉的脉象特点是位沉、形细、势软。其搏动部位在皮肉下靠近肋骨处，指下感到细而无力。阳气虚衰、气血俱虚。脉为血之府，阴血亏少，不能充其脉管，故脉形细小；脉位深沉，脉势软弱。

弱脉，极软而沉细，按之欲绝指下。条状，脉形较细小，柔软。

沉取可见弱脉，脉形细。

2. 临床意义

弱脉的出现，总是由于阴精虚损，阳气衰微的缘故。正由于营气、卫气都不足，所以也最容易感受外邪的侵袭而见恶寒发热。虽恶寒发热，脉也不浮而弱，则此人的阳气衰微可以想见了。阳气阴精，久久不得恢复，更会变生多种疾病，例如：精气不足，不能滋养骨髓，便病骨痿（骨痿软不能起立行动）；不能滋养筋膜，便病筋痿（筋急挛缩）；营血不足，不能养心安神，便病惊悸；卫气不足，不能充肤固表，便病自汗；脾胃虚损，中气不振，便病精神困乏。凡此种种，都有出现弱脉的可能，都只能用补充阳气、调养营血的方法进行治疗。

凡患心肺阳气虚弱的，寸部脉多见弱。脾胃虚弱的，关部脉多见弱。下焦阳气陷而不振，阴精亏乏至极的，两手尺脉多见弱。

按：脉在沉部出现，极细而软弱无力，这便是弱脉。它主要反映阴精阳气虚损的病变，尤其是阳气衰微时，更容易见到。

3.《伤寒论》中论弱脉

（1）单弱脉

"形作伤寒,其脉不弦紧而弱。弱者必渴,被火必谵语。弱者发热脉浮。"（113条）

"得病二三日，脉弱，无太阳、柴胡证，烦躁，心下硬，至四五日，虽能食，以小承气汤，少少与，微和之。"（251条）

"太阴为病,脉弱,其人续自便利,设当行大黄芍药者,宜减之,以其人胃气弱,易动故也。"（280条）

"下利，有微热而渴，脉弱者，令自愈。"（360条）

"呕而脉弱，小便复利，身有微热，见厥者难治，四逆汤主之。"（377条）

以上五证虽各有不同，但均见弱脉，说明五证均气血不足，或阳气衰微，也就是正虚的共同点。113条的脉弱，津气虚也，所以口渴，如果再被以火，则津愈伤而热愈炽矣。251和280条的脉弱，是邪虽盛而正却虚，即欲攻邪，亦当

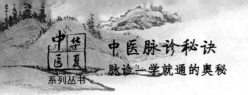
首先要考虑到正虚的问题，所以不得已攻邪，也只能少与小承气来微和之，或减轻分量行大黄芍药法。360条的弱脉，虽然是正气虚，但邪却大盛，可以令其自愈。377条的脉弱，显然是阳气式微，终于厥逆，故急用四逆汤温里助阳。

（2）弱涩脉

"少阴病……阳已虚，尺脉弱涩者，复不可下之。"（286条）

此为肾阳虚损的弱涩脉。钱潢云："若阳已虚，而其尺脉又弱涩者，如命门之真火衰微，肾家之津液不足，不惟不可发汗，复不可下之，有竭其阴精阳气也。"

弱脉歌（中华脉神）

脉弱柔细得于沉，气血双虚寒煞人。

弱沉柔细濡位浮，阴阳之虚脉位估。

寸弱阳虚在肺心，关弱脾胃减机能。

耳鸣经滞不孕子，肢寒肠患觅神门。

左寸脉弱胸闷叹，右寸自汗气亦短。

脾失健运弱左关，气郁心烦右关参。

脐下诸虚弱左尺，右尺肢肿与形寒。

经后小产脉弱滑，弱数休克眼眩花。

弱涩脉衰微循环，弱结弱代心病观。

也见血虚经滞孕，食道癌肿吐津涎。

广弱泛指脉力减，脉弱柔细沉三兼。

 二十二、细脉

1. 脉象特征

细脉的形象，比微脉稍大一点，在指下感觉到只像一根丝线那么小，而且是软弱无力的。它不同于微脉的地方是：尽管细小，却始终都可明显地摸着它，不像微脉那样模糊不清。

细脉，不仅是像丝细线那样细，而且软弱无力，显得十分困乏的样子。虽然极其细软，但它在深沉部位却是不断地搏动着，指下始终可以明显地摸到它，绝没有中断的时候。春夏天阳气盛的时候，人体也相应地血行畅旺，如果少年人在这时反而脉老细弱，应该提防身体是否有不合适的地方。秋冬是阳气衰减的季节，人体也相应地血行和缓，如果老年人在这时脉来细弱，这便无妨。因为老年人的气血本来就比较衰弱一些，而又是和自然界的气候变化相适应的，气候变化和人体的适应性是有一定的关系，但一般说来影响甚小，不宜过分地夸大了这种作用。见图25。

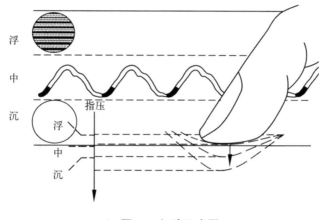

★　图25　细脉示意图

气血虚弱，血管内血液减少，因此血管缩小变细，因寒湿之邪阻遇脉道，是其充实度减弱，故形成细软而小之脉象。有效循环血量下降，心力及外周阻力下降。

主虚证和湿证。

【相类诗】　见微、濡脉。

【主病诗】　细脉萦萦血气衰，诸虚劳损七情乖。

　　　　　　若非湿气侵腰肾，即是伤精汗泄来。

　　　　　　寸细应知呕吐频，入关腹胀胃虚形。

　　　　　　尺逢定是丹田冷，泻痢遗精号脱阴。

【脉象分析】脉细如线，但应指明显。指下寻之往来如线，但按之不绝，应

141

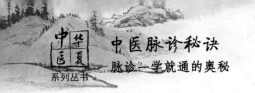
指起落明显。气血两虚、湿邪为病。阴血亏虚不能充盈脉管，气虚则无力鼓动血行，脉管的充盈度减小，故脉来细小且无力。湿性重浊黏滞，脉管受湿邪阻遏，气血运行不利而致脉体细小而缓。

细脉，小大于微，常有，但细耳。呈条状，脉细，寸关尺皆有，线头感。虚证多见。浮、中、沉均可见细脉，脉道狭小，脉细如线，连续不断。

2. 临床意义

脉来之所以萦细如丝，主要是由于气血虚衰的缘故。大凡各种因七情不和而致的虚损劳伤诸病，最容易见到细脉。此外，如阳气虚弱，水湿侵袭而得腰肾病，或精气内伤，阳不固外而得自汗症等，也可以出现细脉。

大凡呕吐频繁而气虚至极的，寸部脉来多细；脾胃虚弱，腹胀形瘦的，关部脉来多细；元阳大衰，丹田（脐下三寸）寒冷，泻痢遗精，阴精脱失的，尺部脉来多细。失血过多，精液枯竭的，叫作脱阴。

按：脉来沉细如丝，软弱无力的，便叫作细脉，又叫作小脉，主要为气血两虚所致。

3.《伤寒论》中谈细脉

（1）单细脉

"伤寒五六日，头汗出，微恶寒，手足冷，心下满，口不欲食，大便硬，脉细者，此为阳微结。"（148 条）

此为阳邪郁滞的细脉。程郊倩云："唯其阳气郁而滞也，所以手足冷，心下满，口不欲食，大便硬。既有结滞之证，便成结滞之脉，所以脉亦细，所云阳证似阴者，此其类也。"郭元峰亦云："至有如细之脉，或因暴受寒冷，极痛，壅塞经络，致脉沉细，不得宣达，是细不得概言虚，而误施温补，固结邪气也。"所以仲景谓本条"不得为少阴病"，并主张用小柴胡汤以解微结之邪。

"手足厥寒，脉细欲绝者，当归四逆汤主之。"（351 条）

这是元阳虚极的细脉。钱潢云："手足厥寒，即四逆也，故当用四逆汤。而脉细欲绝，乃阳衰而血脉伏也，故加当归。是以名之曰当归四逆汤也。而方中并无姜附，不知何以挽回阳气，是以不能无疑也。"柯琴亦谓当是四逆本方加当归，如茯苓四逆之例，信然。

（2）细数脉

"太阳病，当恶寒发热，今自汗出，反不恶寒发热，关上脉细数者，以医吐之过也。"（120条）

"太阳病，下之……脉细数者，头痛未止。"（140条）

前条为误吐后出现的细数脉，钱潢云："细则为虚，数则为热，误吐之后，胃气既伤，津液耗亡，虚邪误入阳明，胃脘之阳虚躁，故细数也。"后条为误下之后出现的细数脉，钱氏有云："脉细数者，细则为虚，数则为热，下后虚阳上奔，故头痛未止。"误治之因虽不同，其为虚阳躁动之证则一。

（3）细沉数脉

"少阴病，脉细沉数，病为在里，不可发汗。"（285条）

此亦为真寒假热的虚数脉，总由于阴不吸阳，虚阳不宁之证。程郊倩云："何谓之里，少阴病脉沉是也。无论沉细沉数，俱是脏阴受邪，与表阳是无相干，法以固密肾根为主。薛慎言曰："人知数为热，不知沉细中见数为寒甚。真阴寒症，脉常有一息七八至者，尽概此一数字中，但按之无力而散耳。"这一类脉，尤其是无神。

4．名医张锡纯论细脉

细脉：主气血亏虚，或大气下陷。常见：①左脉细弱。气血虚，吐血，咳嗽；②右脉细。胸中大气下陷；③左右脉细微无力。气血两亏，噎嗝。兼沉者，上焦气陷于下焦。

现代研究认为细脉形成机制如下。

①血容量不足，致使有效循环血量也不足，机体通过神经－体液调节机制，使血管床收缩。

②心脏每搏排出血量减少，使外周血管内压力降低，中小动脉收缩。

③支配血管的神经功能失调，或某些收缩血管物质存在，使中小动脉收缩，管径变细。

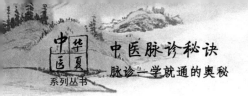

细脉歌（中华脉神）

脉细如线沉浮显，阴阳气血虚衰观。

少壮春夏此脉病，老弱秋冬可见平。

寸细沉见胸闷痰，中焦虚炎细沉关。

寸关皆细尺脉短，肢软肠炎盆腔染。

泻痢下寒左尺细，右尺脉细寒肾元。

缓细胃肠关节痛，短细血亏气不充。

滑细中枢多为痰，紧细疼痛关节挛。

弦细失神迟细疼，数细正虚多感染。

神经官能脉细线，寻医求药无功返。

 ## 二十三、散脉

1. 脉象特征

所谓散脉，就是涣散不收的脉象。轻取觉得虚大，稍重按便有些涣散不清楚，再加重按就摸不着了。总之，散脉不外两大特点：一是脉的搏动极不整齐，不是来多（这里作"快"解）去少（这里作"慢"解），就是去多来少，也就是脉搏的一来一去不十分清楚；一是浮而虚大，好似杨花的飘散无根，渐轻渐有，渐重渐无，散漫到了极点。

散脉有两大特点：一是像杨花的散漫飞舞，轻飘无根；一是来去搏动，至数不齐，毫无规则之可言。其所以如此，总是由于元气虚损的缘故。孕妇而见散脉，出现在临产时，这是快要分娩的征象；如果还不到产期，便有堕胎的可能。久病而见散脉，说明脾肾阳气损伤严重，必须急于救治。

如何进行对散、濡、虚、芤四种脉象的分辨呢？散脉的搏动极无规则，浮而虚大，轻飘无根。濡脉却是浮而细软，好比水里漂浮的棉絮一样。虚脉只是浮而虚大，按之无力；芤脉则浮而中空。四种脉都在浮部出现，却各有其不同的特点。四种芤脉都属虚脉，但有程度轻重的不同。见图26。

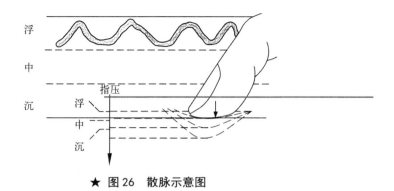

★ 图26 散脉示意图

气血离散，心力极度衰竭，气血不充而无力鼓动脉管，以致脉搏出现散漫无根，至数不齐，形似杨花漂浮之象，即为散脉。

主元气离散。

【相类诗】 散脉无拘散漫然，濡来浮细水中绵。

浮而迟大为虚脉，芤脉中空有两边。

【主病诗】 左寸怔忡右寸汗，溢饮左关应软散。

右关软散胻胕肿，散居两尺魂应断。

【脉象分析】浮取散漫，中候似无，沉候不应，或脉力往来不一致。故散脉为浮而无根之脉；形容其为"散似杨花无定踪。"散脉，大而散，散者，气实血虚，有表无里。轻取可得，重按感觉不到。浮取可见散脉，毫无规律，涣散不齐，脉力前后不一致。

2. 临床意义

心阳不足的怔忡症，左寸部可见散脉；卫气不固的自汗症，右寸部可见散脉。阳不化阴的溢饮病，左关部可见散脉；脾阳不足，水湿下注而足胫、足背肿胀的，右关部可见散脉。如久病而两尺脉均见散，这是元气溃散（乱）的证候，应该予以特别注意。

按：浮散无根，至数不齐，这是认识散脉的要点，主要为元气大虚的脉象，宜温补元气。若概以散脉为死脉，这是错误的。

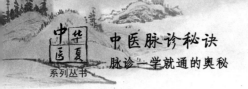

散脉歌（中华脉神）

轻触乳膏脉似散，按无脉气混沌边。

散浮无根不定来，重症感染心肺衰。

暑温休克兆早产，元气耗散近九泉。

左寸脉散心律乱，右寸脉散淋漓汗。

左尺脉散类中风，病见危重散尺关。

散滑休克酸中毒，散涩瘀血肝肿瘤。

散数感染败血症，散结促代心危观。

 ## 二十四、动脉

1. 脉象特征

动脉，可以说是数脉的一种，也就是数而兼紧、兼滑、兼短的脉象。所以叫作动，是因为动脉搏动时，鼓击有力，无头无尾地像豆粒般大一点，陇然高起而摇动不休。动脉绝不是仅见于关部，寸尺两部也可以出现，所以说"见于关上下"。

动脉搏动的特点，主要是它坚紧有力，呈豆圆形，无头无尾地突出一点跃然指下。旧说动脉只限于在关部出现，其实寸、关、尺三部都可以见到。出现动脉多因阴阳两气互相搏击所致。阴阳两气搏击，胜的一方脉气安静，虚的一方便表现出坚紧有力，如豆大摇动的动脉来了。这就是脉书所谓"阳虚则阳动，阴虚则阴动"的道理。见图27。

惊恐和疼痛，心率呈保护性加速，使脉管挛缩，呈滑数有力的动脉。所以动脉在关部更为显而易见。主惊恐和痛症。

【体状诗】 动脉摇摇数在关，无头无尾豆形团。

其原本是阴阳搏，虚者摇兮胜者安。

【主病诗】 动脉专司痛与惊，汗因阳动热因阴。

或为泻痢拘挛病，男子亡精女子崩。

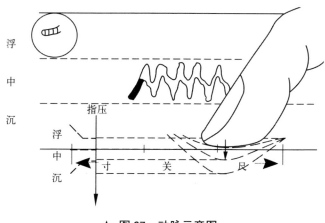

★ 图 27　动脉示意图

　　见于关部，滑数有力。具有短、滑、数三种脉象的特点，脉搏搏动部位在关部明显，应指如豆粒动摇，"动脉见于关上，无头尾，大如豆，厥厥然动摇"。出现滑数而短的动脉。

　　动脉，见于关上，无头尾，大如豆，厥厥然动摇。呈点状，仅关部可见，有弹指感。虚脉。浮、中取可见动脉，多见于关部，无头无尾。

2.　临床意义

　　什么病症可见到动脉呢？大凡寒胜于阳的疼痛，气乱窜扰的惊悸，阳不胜阴的自汗，阴不胜阳的发热，脾胃不和、寒热杂处的腹泻，脏腑传化失职、气血相干的痢疾，阴寒邪盛、经气受伤的经脉拘挛，阴虚阳盛的男子亡精（即失精，精液亡失的意思）、女子血崩等，都可以见到。总括起来，这些疾病之所以出现动脉，不外乎阴和阳两方面互相搏击，有所偏盛偏衰的结果。

　　按：动脉是数而兼紧、兼滑、兼短的脉象。阴阳气相互搏击，阳盛阴虚，阴气便搏击而坚紧，出现动脉；阴盛阳虚，阳气也搏击而坚紧，出现动脉。搏击在某一部，动脉便出现在某一部。旧说动脉只能出现在关部，这是错误的，不现实的。

动脉歌（中华脉神）

脉动如豆滑数摇，余部俯下动处高。

阴阳相搏气血逆，气血冲动痛与惊。

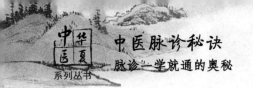
寸尺不足脉名短，脉滑盘珠荡秋千。

寸动脑心脉痉挛，非瘤即痛脉管栓。

肝脾肿大动双关，双乳胀痛于经前。

也见腰痛肾部病，平见多食肌丰满。

泌尿生殖炎痛瘤，左右尺部动处求。

左寸惊悸病在心，右寸自汗低热频。

右关脉动胆心连，遇事动怒梦惊烦。

左关脾大肿淋巴，呕血黑便胃病牵。

双关左尺三豆圆，痛风糖尿不惑年。

寸口跳出数豆圆，知病必读脉晕点。

动脉求动知病半，俯下分属功能减。

 ## 二十五、缓脉

1. 脉象特征

缓脉的指下特征为和软不紧而兼从容和匀，或更兼长大。李士材所言"缓脉四至，来往和匀，微风轻飏，初春杨柳"，即指出这类生理性缓脉。

平素若见此脉，多属正常无病，华伯仁云："不浮不沉，从容和缓，乃脾家本脉也。"李士材云："缓而和匀，不疾不徐，不大不小，不浮不沉，意思欣欣，悠悠扬扬，难以名状者，此胃气之脉也。"

病中若见此脉，为正气充盛，预后良好。齐德之云："见长缓，百疾自廖。"见图28。

湿性黏腻，若气机被湿所困，阻滞脉道，使脉道弛缓，故脉见怠慢缓滞之象。血液黏稠度即血液流变学同缓脉有关。

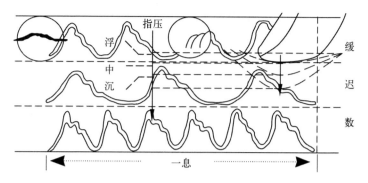

★ 图 28　缓、迟、数脉示意图

主伤风，湿证，脾胃虚弱以及病后元气恢复。

【相类诗】　见迟脉。

【主病诗】　缓脉营衰卫有余，或风或湿或脾虚，

上为项强下痿痹，分别浮沉大小区。

寸缓风邪项背拘，关为风眩胃家虚，

神门濡泄或风秘，或是蹒跚足力迁。

一是脉来和缓，一息四至（每分钟 60～70 次），应指均匀，是脉有胃气的一种表现，称为平缓。缓脉的脉象特点是脉搏的跳动不疾不徐，从容和缓稍慢于正常而快于迟脉。多见于湿病，脾胃虚弱，湿性黏滞，阻遏脉管，气机被困，则脉来虽缓，必见怠慢不振，脉管弛缓。

缓脉，去来亦迟，小驶于迟。脉率慢，脉形宽大，柔软。浮、中、沉均可见缓脉，一呼一吸之间脉搏跳动四下（稍满于正常人）。

2. 临床意义

对于缓脉主病，现今中医文献多归纳为湿与脾虚两种。其实，缓脉主病，非止于此。在不同情况的不同条件下，缓脉可分别出现于寒、热、虚、实等各类不同的证候中。据笔者学习所得，在临床上比较常见和比较容易掌握的病理缓脉，大致有如下几种。

（1）缓而滑大，多主实热

此类缓脉的指下特征为和软宽舒而兼粗大圆滑，应指有力。

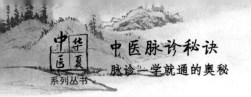

临床若见此脉，多主实热为病。如《素问·平人气象论》云："缓而滑大曰热中。"张景岳云："若缓而滑大，多为实热。如《黄帝内经》所言者是也。然实热者必缓大有力。多为烦热，为口臭，为腹满，为痈疡，为二便不利，或伤寒温疟初愈而热未清者，多有此脉。"

（2）缓而迟细，多主虚寒

此类脉象的指下特征为和软不紧而兼迟、慢、细、小，应指无力。

临床若见此脉，多主脏腑虚损或气血不足。如《脉经》云："关脉缓，其人不欲食。此胃气不调，脾气不足。"滑伯仁云："缓，不逮也。……以气血向衰，故脉体为之徐缓尔。"此外，滑氏和李中梓还分别提出这类缓脉的主病范围还包括："心气不足""肺气浮""肾虚冷""胃气虚弱""气虚"或"真阳衰极"等证。

张景岳扼要地概括了明以前诸家对缓脉主虚的认识。他说："缓而迟细多虚寒，即诸家所言者是也。"

（3）缓而兼浮，风邪所伤

风邪伤人脉多浮缓。若无发热者，其指下特征为浮兼和软而慢。此即《脉经》所云："浮而缓，皮肤不仁，风寒入肌肉。"

若有发热者，无论为风寒或风热所伤，其指下特征均为和软而兼浮数。某些医家将属于风寒所伤的太阳中风证的脉象译为"与迟相类"或"一息四至"，对此，笔者由初学时崇信此说到怀疑此说，现今则不赞同此说。

据笔者临床多年观察，凡外感表证发热（包括太阳中风证在内），其脉率少有不增快者。若表证发热，其脉率不增，并始终表现为迟、慢或一息四至者，实为临床所罕见。这一观察结果不仅与现代医学中关于体温升高1℃，脉搏每分钟增加10～20次的结论一致，而且与《伤寒论》中有关"脉浮数"用桂枝汤的条文精神相符。

（4）缓而兼沉，寒湿为病

缓脉亦可出现于某些寒湿和湿病之中。此类缓脉的指下特征为和软不紧而兼沉迟。若脉来应指无力，则兼有正气之虚。

缓脉主湿，文献早有论述。如《濒湖脉学》云："缓脉荣衰卫有余，或风或湿或脾虚。"《诊家正眼》云:"右关沉缓,土弱湿侵。"王肯堂亦云缓脉主病,"为虚,为痹,为气。"痹,即风寒湿三气之所伤。

对于寒湿为病所见缓脉的指下特征,王肯堂引戴启宗之言曰:"每居中部或下部间,柔软而慢,但小于沉,按之缓软。"李中梓对此类缓脉的特征,则直言之为"沉缓"。他说"沉缓为寒湿"。

小结:

①"与迟相类""一息四至"只是部分缓脉的特点,不是一切缓脉的共通特征。

②"与紧相对""和软宽舒"反映了各类缓脉的共同特点,是缓脉的基本特征。

③确定缓脉的临床意义,应注意结合兼脉进行分析。

④缓脉主病,非只"湿"与"脾虚"。

3.《伤寒论》中谈缓脉

论中单言缓脉者并不多,如:"太阳病,发热,汗出,恶风,脉缓者,名为中风。"(2 条)

此为风邪伤表之缓脉。钱潢云:"缓者,紧之对称,非迟脉之谓也,风为阳邪,非劲切之性,故其脉缓也。"伤风的缓脉,偏于热者,脉来呈缓纵之势,偏于虚者,脉来缓弱,颇因邪气和体质不同而异。汪琥云:"脉缓,当作浮缓看,浮是太阳病脉,缓是中风脉。"风邪盛者,可在浮部出现,但亦不可拘。

缓脉歌(中华脉神)

缓息四至病在兼,阳缓见胃阴病观。

夏秋缓常冬春寒,部兼求病迟为先。

 ## 二十六、革脉

1. 脉象特征

脉来弦急而中空,好像按着鼓皮似的,这就是革脉。见图29。

革脉多由于失血后贫血,或阴虚气伤而引起的脉管拘急现象,血管中血

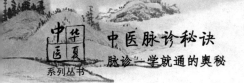

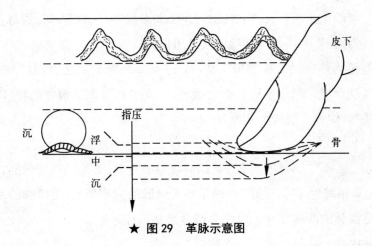

★ 图29　革脉示意图

液减少，气无所依，则脉管不充，即形成浮而弦硬，中间空，按之搏指，状如鼓皮之革脉。血管壁张力增加，外周阻力增加，微循环有效循环血量相对增加。

【主病诗】　革脉形如按鼓皮，芤弦相合脉寒虚。

　　　　　　女人半产并崩漏，男子营虚或梦遗。

【相类诗】　见芤、牢脉。

【脉象分析】浮而搏指，中空外坚，如按鼓皮。浮取感觉脉管搏动的范围较大而且坚硬，有搏指感，但重按则乏力。

革脉，有似沉、伏、实、大而长，微弦。搏动有力，呈条状。心搏、血管张力、血容量、血管壁、外周阻力增大，脑血管意外，梗阻和出血前期常见。沉取可见革脉内部坚实，脉形实大，脉位沉。

2. 临床意义

革脉的形状，很像按着鼓皮似的，轻取坚急，重按它便觉得脉很空虚。因而也可以说，革脉实际就是芤脉和弦脉的复合出现，是因精血内虚，又感寒邪所造成的。大凡妇女小产、血崩、漏经、男子营气虚损、遗精等疾病，多半都可以见到这个虚寒性的革脉。

革脉歌（中华脉神）

脉革形如按鼓皮，中空上弦主寒虚。

边无中空尺桄线，芤见中空二边柔。

革主疼痛无菌炎，阴虚阳越精血减。

女人崩漏或流产，男子营虚或梦欢。

左寸脉革心闷悸，胸前牵痛心肌病。

右寸脉革胸肺炎，症见肋痛与咳喘。

左关脉革脾胃虚，脘腹胀满身倦怠。

右关脉革肝胆病，心烦不适胃呕酸。

左尺脉革阳必虚，肾虚腰酸小便频。

右尺脉革妇科病，右下腹痛急症多。

 二十七、紧脉

1. 脉象特征

紧脉的形状，不仅来去都有力，更主要的是：它在指下搏动，令人有一种左右旋绞的感觉，好像摸到无数次转动的绳索；又好像按切绳索；又好像摸到连缀竹木筏的绳索那样地紧急有劲。

紧脉的出现，无论轻举重按，脉的搏动都像绳索绞转般地紧急有劲，这就是所以叫作"紧"的意思。寒邪的特点，为紧缩凝滞，故凡受到寒邪侵袭（寇）而发生的病变，或气血凝滞而为腹痛，或经脉紧缩而为身疼，都有出现紧脉的可能。见图30。

寒邪与疼痛都可以引起血管的收缩，手足拘挛时亦能引起血管的痉挛，血管的收缩与痉挛出现，均可使脉搏张缩，血液在血管内左右冲击，按之搏指，如转绳索之脉象，即为紧脉。紧脉使应激性血管张力和外周阻力增加，湍流形成。

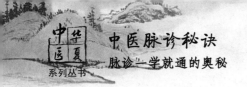

中医脉诊秘诀
脉诊一学就通的奥秘

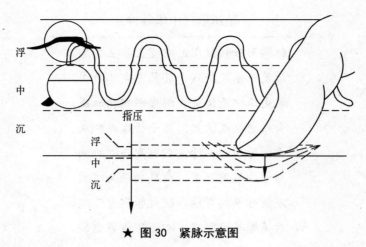

★ 图30　紧脉示意图

主寒证、痛证、食滞胃肠证。

【相类诗】　见弦、实脉。

【主病诗】　紧为诸痛主于寒，喘咳风痫吐冷痰，

浮紧表寒须发越，紧沉温散自然安。

寸紧人迎气口分，当关心腹痛沉沉，

尺中有紧为阴冷，定是奔豚与疝疼。

绷急弹指，状如牵绳转索。脉势紧张有力，坚搏抗指，脉管的紧张度、力度均比弦脉高，其指感比弦脉更加绷急有力，且有旋转绞动或左右弹指的感觉，但脉体较弦脉柔软。实寒证，疼痛和食积等。气血向外冲击有力，则脉来绷急而搏指，状如切绳，故主实寒证。

紧脉，数如切绳状。呈条状，转索感，稍有波动感，有左右位移感。

浮、中、沉均可见紧脉，脉搏动应指如转动的绳索那样连续应指，就好像汗窍闭，微血管微收缩，外周阻力增加，血管张力稍增大，血容量不减反增，同微循环有关。在一条直线上转动。

2. 临床意义

凡是寒邪太盛而引起的疼痛诸症，脉搏多见紧象。另外，肺有寒邪而病喘咳，肝因寒郁而病风痫，脾受寒邪而吐冷痰等症，都可以见到紧脉。如果寒邪在表，脉多见浮紧，可用辛温方药以发散（越）寒邪；寒邪在里，脉多见沉紧，可用辛热方药以温散里寒。这是治疗寒邪病变的基本大法。

紧脉出现于寸脉，有左和右的区分。左手寸部叫作"人迎"，右手寸部叫作"气口"。如果外感寒邪，左寸脉可以见到紧；内伤寒盛，右寸脉可以见到紧；中焦脾胃（即心腹部）寒湿凝滞而腹内作痛，两关脉可以见到紧。下焦寒邪盛，而见阴冷、奔豚、疝痛等病，两尺脉可以见到紧。

按：紧脉，是脉来紧急有力，一般属于寒邪盛的脉搏，假使是阳热为寒邪束缚的时候，也可以见到紧数的脉象。

紧对应于脉象要素即是脉象的刚与敛，是脉道紧张度的增加，并脉气绷急的复合脉象。寒性收引而凝滞，寒邪侵袭，脉道应之而拘急，外引小络，故猝然而痛。《王氏医存》中关于这一点有专门详细的论述，"气痛脉，两关沉细而数，正痛则促矣，甚则弦紧。其异于他症者，有时痛止则但沉细也。此多有热，故痛有时止。血痛脉，两关沉涩无力而迟，正痛则细，甚则细结，痛减则迟缓而仍结。此皆寒症也……目痛者，鱼际细数；耳痛者，鱼际洪虚；疟疾，两关皆弦。左寸结，膻跳痛；右寸结，胸痛。左关沉，怒气，沉而结，左胁痛；右关沉，食积，沉而结，右腹痛，两关沉结，脐腹痛；左尺结，小腹痛；右尺结，肛痛。六脉结而弦，怔忡。尺弦结而下尺泽，腿足痛。又寸脉沉而横，胸腹旁横通。右寸弦紧，胸痛，右关弦紧，胃痛；尺弦紧，少腹痛。横与弦紧，皆有快之脉也……杂症左关浮结细紧，肩胛痛；右关浮结细紧，胸腹痛；左关浮结，大背不舒；右关浮结，大腹不畅。……右寸细迟而略结者，苟无胸痛之症，必作半截扼，不能作长扼也，即噎食指初起。"

紧脉歌（中华脉神）

紧切绳梢绷急掀，壁虎断尾左右弹。

浮紧表寒沉紧里，内外诸痛主于寒。

寸紧头胸气血挛，脘腹挛痛寻于关。

尺紧阳虚肢痛冷，上吐下泻与睾坚。

表寒内热脉紧数，清里解表青龙煎。

左寸脉紧多气短，风寒束表头目眩。

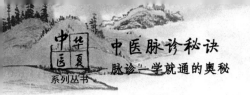

右寸脉紧心肺病，气结血瘀通在先。

左关脉紧胃脘痛，右关脉紧肋间痛。

左尺脉紧寒腰腿，右尺紧脉尿频烦。

六部脉紧风痛症，角弓反张口流涎。

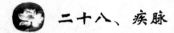 二十八、疾脉

1. 脉象特征

疾脉以极快、细小和软弱为特点，其脉位较深，轻取而得，但中取更明显，故只有脉象，而不是浮脉。见图31。

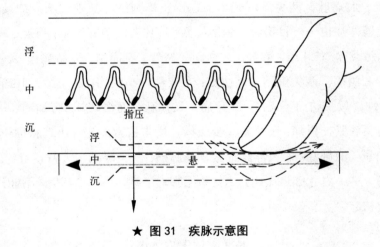

★ 图31　疾脉示意图

疾脉是阳极热盛，心率加速，脉来七八至以上，新陈代谢功能亢进，交感神经兴奋，心脏活动增强，血液在血管中运行急促，故脉搏增快，即为疾脉。心动过速及新陈代谢增加可出现疾脉。心力衰竭可有疾脉。

一息七八至。脉率比数脉更快，相当于脉搏每分钟120次以上。若疾而有力，按之愈坚，为阳亢无制之候，见于外感热病之热极时，若脉疾而弱，多为虚阳外越，元阳欲脱或衰竭及休克。

2. 临床意义

疾脉多见于热病后期，热来主伤元气，壮火食气，热病后期，其气必虚，疾脉的脉率越快，脉位越浮，则病情越重，预后越差。

疾脉歌（中华脉神）

脉跳最快数疾脉，热病后期伤元气。
病情严重预后差，极早预防最重要。

 二十九、真脏脉

真脏脉是在疾病重危期出现的脉象，真脏脉的特点是无胃、无神、无根。为病邪深重，元气衰竭，胃气已败的征象，又称"败脉""绝脉""死脉""怪脉"。《素问·玉机真脏论》说："邪气胜者，精气衰也。故病甚者，胃气不能与之俱至于手太阴，故真脏之气独见，独见者，病胜脏也，故曰死。"真脏脉的形态在该文中亦有具体描述："真肝脉至中外急，如循刀刃责责然，如按琴瑟弦……真心脉至坚而搏，如循薏苡子累累然……真肺脉至大而虚，如以毛羽中人肤……真肾脉至搏而绝，如指弹石辟辟然……真脾脉至弱而乍疏……诸真脏脉见者，皆死不治也。"《医学入门·死脉总诀》说："雀啄连来三五啄，屋漏半日一滴落，弹石硬来寻即散，搭指散乱真解索，鱼翔似有又似无，虾蝦静中跳一跃，更有釜沸涌如羹，旦占夕死不需药。"可供参考。

根据真脏脉的主要形态特征，大致可以分成三类。

无胃之脉：无胃的脉象以无冲和之意，应指坚搏为主要特征。如脉来弦急，如循刀刃称偃刀脉；脉动短小而坚搏，如循薏苡子为转豆脉；或急促而坚硬如弹石称弹石脉等。临床提示邪盛正衰，胃气不能相从，心、肝、肾等脏气独现，是病情重危的征兆之一。

无根之脉：无根脉以虚大无根或微弱不应指为主要特征。如浮数之极，至数不清，如釜中沸水，浮泛无根，称釜沸脉，为三阳热极，阴液枯竭之候；脉在皮肤头定而尾摇，似有似无，如鱼在水中游动，称鱼翔脉；脉在皮肤，如虾游水，

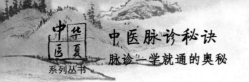

时而跃然而去,须臾又来,伴有急促躁动之象称虾游脉。均为三阴寒极,亡阳于外,虚阳浮越的征象。

无神之脉:无神之脉以脉率无序,脉形散乱为主要特征。如脉在筋肉间连连数急,三五不调,止而复作,如雀啄食之状称雀啄脉;如屋漏残滴,良久一滴者称屋漏脉;脉来乍疏乍密,如接乱绳状称解索脉。以上主要由脾(胃)肾阳气衰败所致,提示神气涣散,生命即将告终。

但是,随着医疗技术的不断提高,通过不断研究和临床实践,对真脏脉亦有了新的认识,其中有一部分由于心脏器质性病变所造成的,但并非一定为无药可救的死症,应仔细观察,尽力救治。

真脏脉主要有以下几种。

1. 釜沸脉

脉来极数,轻取即应,应滑利无力,重按脉搏消失,脉律基本规整,无疏密表现。《世医得效方》曰:"釜沸,脉在皮肤,有出无入,如汤沸涌,息数俱无。乃三阳热极,阴液枯竭之候,主脉绝。"属危候脉象,多见于各种器质性心脏病。

2. 鱼翔脉

初发时脉率极数,脉体清晰,可明确切知脉搏的起落变化,继之脉搏逐渐减弱或忽然减弱;脉搏表浅,浮而无力,稍按即无,或似有似无。《世医得效方》曰:"脉在皮肤,头定而尾摇。浮浮泛泛,三阳数极,曰亡阳。当以死短。鱼翔脉似有似无。"此脉主三阴寒极,肾绝亡阳。多见于严重心律失常之垂危之象。

3. 虾游脉

脉来应指浮而无力,脉位表浅,稍按则无,脉率极数(每分钟160次以上)。《世医得效方》曰:"脉在皮肤,如虾游水面,杳然不见,须臾又来,甚急,又依然隐然不动。"其特点有三:脉位浮在皮肤,如虾游水面之浅;脉来甚急,搏动无力而隐约可见;时而跃然而去,杳然不见。多见严重心律失常,属危症脉象。

4. 屋漏脉

脉来良久一至,脉搏频率缓慢,形似屋漏水状,应指三部脉丰满有力,浮中沉取均应。一息二至（每分钟 40 次以下），脉率多较规整。《世医得效方》曰："脉在筋肉之间，如残溜之下，良久一滴，溅起无力，状如水滴溅地貌。胃气荣卫俱绝，七八日死。"即脉来极为迟缓，脉位在筋肉之间，此为胃气营卫将绝之候。多见于房室传导阻滞、各种严重风湿性心瓣膜病和严重冠心病等。

5. 雀啄脉

其特征有二：连连急数，三五不跳等；突然歇止，良久复来，反复发作。《世医得效方》曰："脉在筋肉间，连连凑指忽然顿无，如雀食之状，盖来三而去一也。脾无谷气已绝于内，醒者十二日死，困者六七日死。"多见于严重器质性心脏病。

6. 解索脉

脉来快慢不等，疏忽疏密，节律紊乱，脉力强弱不等，脉象散乱不齐，如解乱绳状。这是一种时快时慢但无规律，散乱无序的脉象。《世医得效方》曰："解索，脉如解乱绳之状，散散无序，肾与命门之气皆亡。"常见于风湿性心脏病、高血压性心脏病、冠心病等。

7. 弹石脉

脉来应指急速，脉管坚硬，如切筋腱，脉多沉实，弹性极差，如指弹石，来迟去疾，毫无缓和柔软之象。《世医得效方》曰："弹石，脉在筋肉间，辟辟凑指，促而坚。乃肾经真脏脉见。"此为无根基、无胃气之象，主病为肺肾气绝。多为动脉血管硬化、心肌梗死的表现。治疗困难，预后极差。

8. 偃刀脉

脉在皮肉之间，如循刀刃，浮之小急，按之坚大而急，其数无准。为肝之真脏脉。

9. 转豆脉

脉形如豆，周旋辗转，如循薏苡子之状，来去不定，并无息数，为心之死脉。

10. 麻促脉

脉在筋骨之间，细微至甚，如麻子之纷乱。为卫气枯、荣血涩之脉。

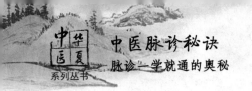
上述十种真脏脉，由于历史情况，古人认为绝脉，现在医疗技术不断发展，某些出现真脏脉的病人，经过抢救，也有转危为安者，故不可认为一见真脏脉就是死症。

附：鬼祟脉

鬼祟脉初见于晋·王叔和《脉经·平脉病第二》，曰："脉来乍大乍小，乍短乍长者为祟。"元·齐德之《外科精义》曰："若脉来乍大乍小，乍短乍长者，鬼祟也。"至近代《中国医学大辞典》始立鬼祟脉专名。作者于临床实践中，在危重的心脏病患者中见有此脉。

鬼祟脉触诊特征：可触知的鬼祟脉，脉来搏指忽大忽小，脉搏的强弱变化交替出现。脉象节律规整，弱的一次脉搏之后无代偿期。强弱交替的变化多数呈一强一弱型，也可呈一强二弱、二强二弱或二强一弱型等。一次强大的脉搏，脉体大而长，一次弱小的脉搏，脉体小而短，多于关部或寸部一显即逝。

鬼祟脉文献虽首见于《脉经》，再见于《外科精义》，但其脉象形态的记述则可追溯到《难经·七难》，曰："少阳之至，乍大乍小，乍长乍短。"《难经》解释为根据季节不同所出现的"王脉"，而王叔和、齐德之则认为是病脉，其病因可由于鬼神作祟。清·张璐对这种脉象的病因病理及临床严重性提出了见解，认为鬼祟脉系正气衰败，邪盛及心，致使神无所主，临床所见病情严重，治疗困难，不可轻投药物；因此，认为鬼祟脉就是一种病脉。作者对408名14—55岁正常人四季测查及223例无心脏病患者测查，均未见到此脉。近代物理诊断学中的"交替脉"也是一种心脏搏动节律正常，脉搏发生强弱交替变化的现象。综合文献记述于临床测查结果，作者认为，"交替脉"即中医文献中的"鬼祟脉"。因其脉象特殊，在缺乏认识与精密仪器的条件下，常难判测。但随着脉象记录仪的临床广泛应用，鬼祟脉脉象遂被客观录下，它必将引起医务工作者的重视，显示出重要的临床价值。

真脏绝脉歌诀

病脉既明，吉凶当别。经脉之外，又有真脉。

肝绝之脉，循刃责责。心绝之脉，转豆躁疾。

脾则雀啄，如屋之漏。如水之流，如杯之覆。

肺绝如毛，无根萧索，麻子动摇，浮波之合。

肾脉将绝，至如省客。来如弹石，去如解索。

命脉将绝，虾游鱼翔。至如涌泉，绝在膀胱。

真脉既形，胃已无气。参察色证，断之以臆。

 三十、妇人脉

妇人之脉，一般和其他科相同，但比之男子略沉略弱。临床上在经、带、胎、产方面又有其特有的脉象。

1. 月经脉

经期或经期前后脉象为滑利，属于正常脉象。

若脉象弦数或滑数有力多为实热证，说明冲任不足。脉细数者多为血热伤津，阴亏血少。脉沉细而涩多为肝肾亏损，精血不足，血海空虚。脉沉涩而不细者，多为气滞血瘀，冲任不畅。若脉虚大而芤，则多为气脱血崩，要高度注意。

2. 带下脉

若白带过多，脉象弦滑多为痰湿内停。脉弦数或滑数多为肝经湿热下注。脉象濡软多属脾虚有湿。脉象沉迟微弱，尤以尺脉明显者多属肾阳虚衰。

3. 妊娠脉

已婚妇女平时月经正常，而突然停经，脉来滑数冲和，兼有饮食偏嗜等症状者，是妊娠的表现，即《素问·腹中论》所谓"身有病而无邪脉"。《素问·阴阳别论》说："阴搏阳别，谓之有子。"《素问·平人气象论》说："妇人手少阴脉动甚者，妊子也。"指出妊娠脉象特点是少阴脉（神门及尺部）脉动加强，此为

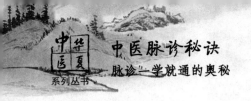

血聚养胎，胎气鼓动肾气所致。如果受孕后因母体气血亏损或胎元不固，或经产妇亦可见脉细软，或不滑利，应当引起重视。

凡孕妇之脉沉而涩，多提示精血不足，胎元已受影响；涩而无力是阳气虚衰，胞中死胎或为癥块。

4. 临产脉

孕妇即将分娩的脉象特点，历代医家亦有不同的阐述。《诸病源候论》说："孕妇诊其尺脉，急转如切绳转珠者，即产也。"又如《医存》说："妇人两中指顶节之两旁，非正产时则无脉，不可临盆，若此处脉跳，腹连腰痛，一阵紧一阵，乃正产时也。"这种中指指动脉的明显搏动亦称离经脉。

妇人产后气血亏虚，故脉象多为虚缓平和。《四诊抉微》云："新产之脉，沉细缓为吉，实大弦劳，其凶可明。"脉细弱伴乳汁不足，为气血虚弱之候，可用八珍汤或十全大补汤治之；脉弦而见乳汁量少，多属肝气郁结，可用柴胡疏肝散或逍遥散治疗；脉弦紧伴腹痛，恶露不下，多为寒凝气滞，可予生化汤尝之。

5. 男女胎识别法

如何识别孕男孕女，古代医籍有诸多记载。《脉经》云："妇人，妊娠四月，欲知男女法：左疾为男，右疾为女，俱疾为生二子。"又"左手沉实为男，右手浮大为女。左右手俱沉实，为生二男，左右手俱浮大，为生二女。"《四诊抉微》记载："妊娠，其脉三部俱滑大而疾，在左则男，在右则女。"吾师以为，一般而言，左脉滑数甚则为男，右脉滑数甚则为女，但临证时切勿将诊断结果告诉求诊者。

妇儿脉法

妇人之脉，以血为本，血旺易胎，气旺难孕。

少阴动甚，谓之有子，尺脉滑利，妊娠可喜。

滑疾不散，胎必三月，但疾不散，五月可别。

左疾为男，右疾为女。女腹如箕，男腹如釜。

预产之脉，其至离经，水下乃产，未下勿惊。

新产之脉，缓滑为吉，实大弦劳，有证则逆。

> 小儿之脉，七至为平，更察色正，与虎口纹。

 三十一、小儿脉

诊小儿脉与诊成人脉有所不同。小儿寸口部位狭小，难以区分寸、关、尺三部，再则小儿就诊时容易惊哭，惊则气乱，气乱则脉无序，故难以诊察。因此，小儿科诊病注重辨形色、审苗窍。后世医家有一指总候三部的方法，是诊小儿脉的主要方法。

一指总候三部的诊脉法简称"一指定三关"。操作方法是：用左手握住小儿的手，对三岁以下的小儿，可用右手大拇指按于小儿掌后高骨部脉上，不分三部，以定至数为主。亦有用食指直压三关，或用食指拦度脉上而辗转以诊之。对四岁以上的小儿，则以高骨中线为关，以一指向两侧滚转寻察三部；七、八岁小儿，则可挪动拇指诊三部；九至十岁以上，可以次第下指，依寸、关、尺三部诊脉；十五岁以上，可按成人三部脉法进行辨析。

小儿脉象一般只诊浮沉、迟数、强弱、缓紧，以辨别阴阳、表里、寒热和邪正盛衰，不详求二十八脉。三岁以下的小儿，一息七、八至为平脉；五六岁小儿，一息六至为平脉，七至以上为数脉，四、五至为迟脉。数为热，迟为寒，浮数为阳，沉迟为阴。强弱可测虚实，缓紧可测邪正。沉滑为食积，浮滑为风痰。紧主寒，缓主湿，大小不齐多食滞。

第4讲 脉象鉴别

 一、一般比较

在常见脉象中有些脉有相似之处，容易混淆，必须加以鉴别，下面从位、数、形、势、律5个方面做鉴别。

1. 脉位类比较

脉位居中，不浮不沉谓平脉。

浮脉脉位浅显，轻按即得；浮大中空，有边无中为芤脉；浮大无力，不任重按为虚脉；浮软细小为濡脉；浮大有力为洪脉；浮弦中空，如按鼓皮为革脉；浮而散乱，按之无力为散脉。

沉脉脉位深沉，重按始得；更深于沉、紧贴于骨为伏脉；沉而弦长实大者为牢脉；沉而软小为弱脉。

2. 脉率类比较

一息四至，闰以五至为平脉。

数脉为一息五至以上；疾脉为一息七至；促脉为数而时止；动脉为滑数而短。

迟脉为一息三至；缓脉为一息四至，稍快于迟。

3. 脉形类比较

脉形包括脉道粗细、脉形长短、脉象流利度和脉管的紧张性。

洪脉与大脉、实脉：浮大有力，来盛去衰，如波涛拍岸之势为洪脉；脉宽倍于寻常为大脉；脉长大有力，浮沉皆然为实脉。

芤脉与革脉：浮大中空，如按葱管为芤脉；浮大搏指，弦急中空，如按鼓皮为革脉。

细脉与濡、弱、微脉：脉细如线，应指显然为细脉；浮细而软，轻取即得为濡脉；极沉细而软，重按乃得为弱脉；细极软，似有若无者为微脉。

长脉与弦、牢、洪、实脉：脉动应指超逾三部为长脉；端直以长，如按琴弦为弦脉；长而沉实弦为牢脉；长而来盛去衰为洪脉；脉长而大，举按有力为实脉。

短脉与动脉：脉动应指不及三部为短脉；短而滑数者为动脉。

4. 脉势类比较

脉来无力，按之无根或脉势空虚为虚脉。广义虚脉包括濡、弱、微、缓、虚、散、芤、革等脉。濡、弱、微、缓等脉都有脉势弛缓而无力的特征；虚、散、芤、革等脉有浮大无根或中空，脉势空虚的特点，其不同点可以参考其他脉类比较。

脉来三部举按均有力，脉势实满为实脉。广义实脉包括洪、长、实、弦、紧、牢类脉有力。不同点是实脉长大有力，浮沉皆然，来去俱盛；洪脉浮大有力，来盛去衰；长脉超逾三部，而脉力逊于洪、实脉；弦脉端直以长，应指有紧张感，但脉宽、脉力皆不及洪、实脉。

脉势往来流利为滑、数、动脉；数脉频率快，一息五至以上；滑脉往来流利圆滑，如珠走盘；动则短而滑数，厥厥动摇。

5. 脉律类比较

脉象节律异常如促、结、代、涩、散脉，主要区别在于促脉数而时止，止无定时；结脉缓而时一止而复来，止无定数；代脉缓而时止，止有定数；脉律不齐，似止非止，往来艰涩，形态不匀为涩脉；脉律不齐，浮散无根为散脉。

 ## 二、相类脉比较

1. 脉位类比较

脉位居中，不浮不沉谓平脉。

浮脉脉位浅显，轻按即得；浮大中空，有边无中为芤脉；浮大无力，不任重按为虚脉；浮软细小为濡脉；浮大有力为洪脉；浮弦中空，如按鼓皮为革脉；浮

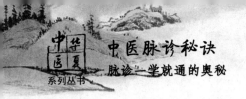

而散乱，按之无力为散脉。

沉脉脉位深沉，重按始得；更深于沉，紧贴于骨为伏脉；沉而弦长实大者为牢脉；沉而软小为弱脉。

2. 脉率类比较

一息四至，闰以五至为平脉。

数脉为一息五至以上；疾脉为一息七至；促脉为数而时止；动脉为滑数而短。

迟脉为一息三至；缓脉为一息四至，稍快于迟。

3. 脉宽度类

脉宽倍于寻常为大脉；浮大有力，来盛去衰，有波涛拍岸之势为洪脉；脉大有力，浮沉皆然为实脉；浮大中空，如按葱管为芤脉。

脉细如线，应指显然为细脉；极细而软，似有若无者为微脉；浮细而软，轻取乃得为濡脉；沉细而软，重按乃得为弱脉。

4. 脉长度类

平脉应指及寸、关、尺三部。脉动应指超逾三部为长脉；端直以长，如按琴弦为弦脉；此外，牢、洪、实脉亦有长脉的特征。

脉动应指不及三部为短脉；短而滑数者为动脉。

5. 脉力度类

脉力是反映脉象虚实的重要方面。搏指无力或按之无根均为虚脉的特征，如濡、弱、微脉的共同点是细软无力，不同点是濡脉偏浮，故应指为浮而细软；弱脉偏沉，应指沉而细软；微脉的脉力极度软弱；应指模糊，似有若无。此外，虚、散、芤、革脉的共同特点浮大无根或中空，而其不同点可以参考虚脉类。

实脉类除实脉外，尚有洪、长、弦等脉，其不同点是实脉长大有力，浮沉皆然，来去俱盛，洪脉浮大有力，来盛去衰，浮大于沉；长脉超逾三部，而脉力逊于洪、实脉；弦脉端直以长，应指有紧张感，但脉宽、脉力皆不及洪、实脉。

6. 脉流利度类

脉象流利度主要有滑、涩两类。滑、数、动脉都有流利带数的共同特征，其不同点在于数脉频率快，一息五至以上；滑脉往来流利圆滑，如盘走珠，其势较数；动则短而滑数，厥厥动摇。

涩脉与结代脉均有来缓慢，脉率不齐的特点，涩脉往来不利，其势艰难，三五不匀，似止非止，于结脉缓而时止，止无定数或代脉止有数者显然不同。

7. 脉紧张度类

脉象紧张度主要可分为紧急和弛缓两类。脉象应指紧急的有弦、紧、革、牢四脉，共同特点是应指端直绷急如弦线。紧脉必弦脉更有力，更紧急；革脉则浮取弦大，重按中空，如按鼓皮；牢脉浮取不应指，重按弦实而长，推之不移。

脉管弛缓的有濡、弱、缓、微、散等脉。这些脉的特征是软而无力。可参考脉力度类。

8. 脉均匀度类

脉象均匀度失常主要表现为两个方面：一是节律不齐，如促、结、代脉，主要区别在于促脉数而时止，止无定时；结脉缓而时一止而复来；止无定数，代脉缓而时止，止有定数。二是节律伴脉力、形态都不一致，如涩、散、代等脉象，涩脉于结代脉实非类同。上述脉象特征可以参考脉流利度类。

 ## 三、相兼脉

疾病是一个复杂的过程，可以由多种致病因素相兼为患，在疾病过程中邪正斗争的形势会不断地发生变化，疾病的性质和病位亦可随疾病变化而改变。因此，病人的脉象经常是两种或两种以上相兼出现。凡是由两种或两种以上的单因素脉同时出现，复合构成的脉象即称为"相兼脉"或"复合脉"。

在 28 脉中，有的脉象属于单因素脉，如浮、沉、迟、数、长、短、大、细等脉便属此类；而有些脉本身就是由几种单因素合成的，如弱脉是由沉、细、虚三种因素合成；濡脉是由浮、细、虚三种因素合成；动脉由滑、数、短三者合成，牢脉由沉、实、大、弦、长五种合成。

实际上临床所见脉象基本上都是复合脉。因为脉位、脉率、脉形、脉势等

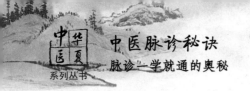

都只突出从一个侧面论脉，而诊断时则必须从多方面进行综合考察，论脉位不可能涉及脉之率、形、势、律，其余亦然。如数脉，必究其是有力还是无力、是浮数还是沉数、是洪数还是细数等。这里尚需介绍其他一些复合脉。如浮数为二合脉，沉细数为三合脉，浮数滑实为四合脉。只要不是性质完全相反的脉，一般均可相兼出现，这些相兼脉象的主病，往往就是各种脉象主病的综合。现将临床常见的相兼脉及其主病列举如下。

浮紧脉：主外感寒邪之表寒证，或风寒痹病疼痛。

浮数脉：主风邪伤卫，营气不和的太阳中风证。

浮数脉：主风热袭表的表热证。

浮滑脉：主表证挟痰，常见于素体多痰湿而又感受外邪者。

沉迟脉：主里寒证。

沉弦脉：主肝郁气滞，或水饮内停。

沉涩脉：主血瘀，尤常见于阳虚而寒凝血瘀者。

沉缓脉：主脾肾阳虚，水湿停留诸证。

沉细数脉：主阴虚内热或血虚。

弦紧脉：主寒主痛，常见于寒滞肝脉，或肝郁气滞，两胁作痛等病证。

弦数脉：主肝郁化火或肝胆湿热、肝阳上亢。

弦滑数脉：多见于肝火挟痰，肝胆湿热或肝阳上扰，痰火内蕴等证。

弦细脉：主肝肾阴虚或血虚肝郁，或肝郁脾虚等证。

滑数脉：主痰热、湿热或食积内热。

洪数脉：主气分热盛，多见于外感热病。

 四、辨脉提纲

> 调停自气，呼吸定息，四至五至，平和之则。
>
> 三至名迟，迟则为冷。六至为数，数即热证，
>
> 转迟转冷，转数转热，迟数既明，浮沉当别，
>
> 浮沉迟数，辨内外因。外因于天，内因于人。

天有阴阳，风雨晦冥，人喜怒忧，思悲恐惊。

外因之浮，则为表证，沉里迟明，数则阳盛。

内因之浮，虚风所为，沉气迟冷，数热何疑。

浮数表热，沉数里热，浮迟表虚，沉迟冷结。

表里阴阳，风气冷热，辨内外因，脉证参别。

脉理浩繁，总括于四，既得提纲，引申触类。

 五、诸脉形态

浮脉法天，轻手可得，泛泛在上，如水漂木。

有力洪大。来盛去悠。无力虚大。迟而且柔。

虚甚则散。涣漫不收。有边无中。其名曰芤。

浮小为濡。绵浮水面。濡甚则微。不任寻按。

沉脉法地。近于筋骨。深深在下。沉极为伏。

有力为牢。实大弦长。牢甚则实。愊愊而强。

无力为弱。柔小如绵。弱甚则细。如蛛丝然。

迟脉属阴。一息三至。小驶于迟。缓不及四。

三损一败。病不可治。两息夺精。脉已无气。

浮大虚散。或见芤革。浮小濡微。沉小细弱。

迟细为涩。往来极难。促则来数。一止即还。

结则来缓。止而复来。代则来缓。止不能回。

数脉属阳。六至一息。七疾八极。九至为脱。

浮大者洪。沉大牢实。往来流利。是谓之滑。

有力为紧。弹如转索。数见寸口。有止为促。

数见关中。动脉可候。厥厥动摇。状如小豆。

长则气治。过于本位。长而端直。弦脉应指。

短则气病。不能满部。不见于关。惟尺寸候。

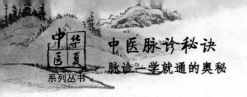

六、诸脉主病

一脉一形，各有主病，数脉相兼，则见诸证。

浮脉主表，里必不足，有力风热，无力血弱。

浮迟风虚，浮数风热，浮紧风寒，浮缓风湿，

浮虚伤暑，浮芤失血，浮洪虚火，浮微劳极，

浮濡阴虚，浮散虚剧，浮弦痰饮，浮滑痰热。

沉脉主里，主寒主积，有力痰食，无力气郁，

沉迟虚寒，沉数热伏，沉紧冷痛，沉缓水蓄，

沉牢痼冷，沉实热极：沉弱阴虚，沉细痹湿，

沉弦饮痛，沉滑宿食，沉伏吐利，阴毒聚积。

迟脉主脏，阳气伏潜，有力为痛，无力虚寒。

数脉主腑，主吐主狂，有力为热，无力为疮。

滑脉主痰，或伤于食，下为蓄血，上为吐逆。

涩脉少血，或中毒湿，反胃结肠，自汗厥逆。

弦脉主饮，病属胆肝，弦数多热，弦迟多寒，

浮弦支饮，沉弦悬饮，阳弦头痛，阴弦腹痛。

紧脉主寒，又主诸痛，浮紧表寒，沉紧里痛。

长脉气平，短脉气病，细则气少，大则病进，

浮长风痫，沉短宿食，血虚脉虚，气实脉实。

洪脉为热，其阴则虚。细脉为湿，其血则虚。

缓大者风，缓细者湿，缓涩血少，缓滑内热。

濡小阴虚，弱小阳竭，阳竭恶寒，阴虚发热。

阳微恶寒，阴微发热，男微虚损，女微泻血。

阳动汗出，阴动发热，为痛为惊，崩中失血。

虚寒相搏，其名曰革，男子失精，女子失血。

阳盛则促，肺痈阳毒，阳盛则结，癥瘕积郁。

代则气衰，或泄脓血，伤寒心悸，女胎三月。

七、杂病脉象

脉之主病，有宜不宜，阴阳顺逆，凶吉可推。

中风浮缓，急实则忌，浮滑中痰，沉迟中气。

尸厥沉滑，卒不知人，入脏身冷，入腑身温。

风伤于卫，浮缓有汗；寒伤于营，浮紧无汗；

暑伤于气，脉虚身热；湿伤于血，脉缓细涩。

伤寒热病，脉喜浮洪，沉微涩小，证反必凶。

汗后脉静，身凉则安，汗后脉躁，热甚必难。

阳病见阴，病必危殆，阴病见阳，虽困无害。

上不至关，阳气已竭。代脉止歇，脏绝倾危。

散脉无根，形损难医，饮食内伤，气口急滑。

劳倦年伤，脾脉大弱。欲知是气，下手脉沉，

沉极则伏，涩弱久深。火郁多沉，滑痰紧食，

气涩血芤，数火细湿。滑主多痰，弦主留饮。

热则滑数，寒则弦紧。浮滑兼风，沉滑兼气，

食伤短疾，湿留濡细。疟脉自弦，弦数者热，

弦迟者寒，代散者折。泄泻下痢，沉小滑弱；

实大浮洪，发热则恶。呕吐反胃，浮滑者昌，

弦数紧涩，结肠者亡。霍乱之候，脉代勿讶；

厥逆迟微，是则可怕。咳嗽多浮，聚肺关胃。

沉紧小危，浮濡易治。喘急息肩，浮滑者顺；

沉涩肢寒，散脉逆证。病热有火，洪数可医，

沉微无火，无根者危。骨蒸发热，脉数而虚，

热而涩小，必殒其躯。劳极诸虚，浮软微弱，

土败双弦，火炎急数。诸病失血，脉必见芤，

缓小可喜，数大可忧。瘀血内蓄，却宜牢大，

沉小涩微，反成其害。遗精白浊，微涩而弱，

火盛阴虚，芤濡洪数。三消之脉，浮大者生；
细小微涩，形脱可惊。小便淋闭，鼻头色黄，
涩小无血，数大何妨。大便燥结，须分气血，
阳数而实，阴迟而迟。癫乃重阴，狂乃重阳，
浮洪吉兆，沉急凶殃，痫脉宜虚，实急者恶，
浮阳沉阴，滑痰数热。喉痹之脉，数热迟寒。
缠喉走马，微伏则难。诸风眩晕，有火有痰，
左涩死血，右大虚看。头痛多弦，浮风紧寒，
热洪湿细，缓滑厥痰。气虚弦软，血虚微涩，
肾厥弦坚，真痛短涩。心腹之痛，其类有九，
细迟从吉，浮大延久。疝气弦急，积聚在里。
牢急者生，弱急者死，腰痛之脉，多沉而弦，
兼浮者风，兼紧者寒，弦滑痰饮，濡细肾着，
大乃肾虚，沉实闪朒。脚气有四，迟寒数热，
浮滑者风，濡细者湿。痿病肺虚，脉多微缓，
或涩或紧，或细或软。风寒湿气，合而为痹，
浮涩而紧，三脉乃备。五疸实热，脉必洪数；
涩微属虚，切忌发渴，脉得诸沉，责其有水；
浮气与风，沉石或里，沉数为阳，沉迟为阴；
浮大出厄，虚小可惊。胀满脉弦，土制于木。

 八、二十四脉六大类表

为便于理解记，将 24 种脉象归类，见表7。

★ 表7　二十四脉六大类表

分类	脉纲	脉名	浮	中	沉	要　点	特　征
浮脉类	脉位表浅轻取即得	浮	√	√	√	力度渐减	轻取即得，重按不明显，且无空虚感
		芤	√			浮大中空	浮大中空，如按葱管
		洪	√			来盛去衰	脉形极为宽大，充盛满指，搏动有力
		软	√			细弱	浮而细，脉管极为柔软
		散	√			脉律不齐	浮大而散漫无限，时快时慢，强弱不均
沉脉类	脉位深沉重按始见	沉		√	√	无力	轻取不应指，重按至筋骨才能感到脉搏跳动
		伏			√	无力	用极重指力推筋着骨，才能感觉到脉搏跳动
		牢			√		重按时搏动有力，宽大而长，略带弦象
		弱			√	细而无力	沉细，柔软，重按时感觉脉将断绝一样
数脉类	一息五至以上	数	√	√	√	五次以上，脉快	往来流利，来去急促
		促	√	√	√	五次以上，脉律不齐	往来流利，来去急促
		动	√	√	√	形如豆粒，有力，多见关部，无头无尾	脉仅关部明显，兼滑数有力，形如豆粒，短短跳动
迟脉类	一息不足四至	缓	√	√	√	比迟脉稍快，柔，脉律不齐，细小	来去缓慢，但比迟脉稍快
		涩	√	√	√	脉律不齐，细小	迟细滞涩，如轻刀刮竹
		结	√	√	√	脉律不齐	来去缓慢，脉律不齐，时而出现歇止

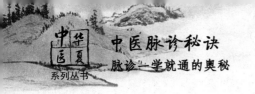
（续　表）

分类	脉纲	脉名	浮	中	沉	要　点	特　征
实脉类	应指有力	实	√	√	√	来去皆盛，坚实有力	宽大而长，搏动略显强劲，应指坚实有力
		滑	√	√	√	呈珠条状，稍快	往来流利，脉形圆滑，脉来时反复滑动不休，连续不断，如同按在滚动的珠子上
		弦	√	√	√	呈条状，较硬	轻取不明显，重按紧绷有力，端直而长
		紧	√	√	√	绞索波动感	紧绷有力，如按在拉紧、转动的绳索上
虚脉类应指无力		虚	√	√	√	充盈度不足，大柔	迟缓，大而柔软，感觉空虚无力
		细	√	√	√	脉细，无力	脉细如线，应指明显
		微	√	√	√	细小，重按欲绝	极细而虚软，似有似无，像要断绝
		代	√	√	√	律不齐，重阳轻阴	脉来有歇止，歇止有规律

第5讲 当代名医经典诊脉秘诀

 一、清太医院院长赵文魁脉诊秘诀

诊脉不是只诊出一个脉，从一个脉就定病。诊脉必须诊出脉的病位、虚实、寒热、表里、气血，再辨明病证是有余还是不足，先治何病，后调何疾，这全在脉中诊出。譬如表有病不论风寒风热，脉的部位一定在浮位。温病的卫分证也在表，所以脉也在浮位。又如浮紧风寒、脉缓风虚、浮迟中风、浮数风热等。

单凭一个浮脉不能断定是什么病，必须再诊出八纲脉来断其表里、寒热、虚实与气血，如浮滑是风痰、浮弦是风邪挟郁、浮数是风热等。但是要想诊断一个完整的疾病，还必须再诊出第三个脉来，如浮滑数是风痰热，浮紧弦是风寒而体痛。这样还不够，要想看清病人的疾病、进一步弄清病人的体质与疾病的转机就要再找出第四个脉来，如浮滑数而按之弦细，这就清楚多了，弦则肝郁，细为血虚，脉象告诉你，这人素来血虚肝郁，目前是风火痰热，在开方治风火痰热时，要照顾到血虚肝郁方面。也就是说，在治风火痰热时不可以过凉，也不可以过于祛风。因为病人体质是血虚肝郁，不能多散风，多清热而忘了病人是血虚之体了。

看脉必须看出五个脉才能诊断清楚，不是一个什么脉就诊什么病、就用什么药。

诊脉是不是都必须诊出五个脉才算诊断清楚？不然，就是诊出五个脉来，也只能是比较清楚，一定还要望舌、观色、看形体、问病情及治疗经过，才能初步诊出病机，决定治疗方案，再通过试验治疗，才能进一步决定确诊与否，

175

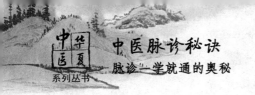

不然是不科学的，也不可能将病治好。

我们在临床实际工作中，诊脉达到理想的要求是比较难的，但我们可以结合望、闻、问诊进行分析，不断积累经验。

"诊脉完全依赖医生指端感觉的灵敏度，要掌握切脉的技术，必须在有经验的老师指导下，经常作切脉的锻炼，以保'准'字。"这是常常讲述的话，要达到指下清楚，判断准确确实要下一定功夫。

诊脉必须五十动以上，才能诊出有病之脉，张仲景曾说过："动数发息，不满五十，短期未知决诊，九候曾无仿佛。"说明了诊脉需有五十动的时间，才能辨出几种脉形，辨出主脉兼脉，在诊清病情的基础上才能立法、处方，这是我们临床医生必须遵守的。

测脉定位当以浮、中、按、沉四部来分，以更好地定表、里，定功能与实质。以浮部定表分，中以定偏里，按实属里，沉则为深层极里。也可以说浮脉主表、沉脉主里，中与按皆为半表半里。温病的卫、气、营、血四个阶段，可以用浮中按沉来划分。总之，浮、中主功能方面疾病，而按与沉主实质性的疾病。又如新病与久病，气病与血病，外感与内伤等，都能用浮中按沉四部辨别清楚。下面谈谈浮中与按沉的取脉方法。

1. 浮部的取脉法

医生用指轻轻地按在病人桡骨动脉皮肤上，浮位表示病位在表分，如伤寒病人初起病在太阳，温病则为病在卫分，或为在肺与皮毛。当然，浮只表示病在表位，要想全面了解病因、病机，还要看兼脉的情况，如浮滑主风痰，浮数主风热等。若想进一步测虚实、寒热、表里、气血，或停痰、停饮、郁热、血瘀等，就必须检查其他兼脉，不然就难以详细确诊病位与病机。

2. 中部的取脉法

从浮位加小力，诊于皮肤之下即是中部。如浮位用三菽之力（菽：豆也），中部即是六菽之力，表示病在气分，或定为病在肌肉，或在胃。伤寒病是标志邪从表入里，主胃主阳明；温病则明显属气分；在一般杂病中，即称它为在肺胃之间。总之，凡脉来明显在"浮"与"中"位者，多主功能性疾病，属阳、属气分。若再加力而入"按""沉"部位,这说明邪已入营、入卫了。

3. 按部的取脉法

医生切脉,从浮、中再加重力量(九菽之力),按在肌肉部分、反映邪在里之病,如《伤寒论》的太阴证,温病的营分证,杂病则主肝、主筋膜之间的病变。凡脉在按部出现则说明病已入里,主营分、主阴。

4. 沉部的取脉法

从按部加重用十二菽之力向下切脉,已接至筋骨,表示病已深入,主下焦、主肾、主命门。如《伤寒论》病在少阴、厥阴。少阴病以沉细为代表脉,而厥阴病以沉弦为代表脉。在温病则表示邪入血分。在杂病中说明病延日久,邪已深入,当细致审证治疗。如病人脉象见于按沉,主实质性疾病,也说明了疾病的实质性问题。

诊脉不能简单、机械,必须分清浮、中、按、沉四部,上面的浮中两部反映功能的疾病;下面的按、沉两部才反映疾病实质的病变。正像舌苔与苔质的关系一样。凡属舌苔变化多端,归根结底是反映功能方面的问题;舌质的变化虽少,但万变不离其宗,都说明本质的情况。所谓功能方面的病变,是指在表位、浅层、卫分、气分阶段,如气郁不舒、木土不和、肝郁气滞、停积、停饮、胃肠消化欠佳等所导致的疾病。用疏调解郁即可改善这些功能性疾病。所谓本质性病变,是指本质阳虚、命门火衰或阴虚阳亢等,或病在营分、血分以及陈痰久郁阻于络脉、癥瘕积聚、肿瘤等一类疾病。另外,久病邪深入于肝肾,下元久虚,慢性消耗性疾病,需要用滋补、培元等方法者,皆可以认为是本质性疾病。

临床诊脉所见,浮中与按沉所得脉象往往有迥然不同者,一般来说浮中见其标象,按沉得其本质,若诊脉能辨别浮中与按沉之异,则病之表里、寒热、虚实,纵其错综复杂,亦必无遁矣。古之名医多重视沉取至骨以察其真,如朱丹溪《涩脉论》云:"然涩之见,固多虚寒,亦有痼热为病者,医于指下有不足之气象,便以为虚,或以为寒,孟浪与药,无非热补,轻病必重,重病为死者多矣,何者?人之所借以为生者,血与气也,或因忧郁,或因厚味,或因无汗,或因补剂。气腾血沸,清化为浊,老痰宿饮,胶固杂糅,脉道阻塞;不能自行,亦见涩状,若查取至骨，来似有力，且数，以意参之于证，验之形气，但有热证。当作痼热可也。"涩缘血少或亡精，因多虚寒，然按之至骨且有力且数，以此而知其断非虚寒可比，此乃老痰瘀血，阻塞脉道使然，郁久化热。深伏于里，故曰痼热，言其深且久也。若不沉取至骨，何以辨此痼热之证哉？此前贤诊脉之精髓所在也。

二、安徽中医师胡国常谈名医张锡纯脉诊秘诀

1. 诊杂病抓寸口三部

以脉象部位之变化测相应脏腑之疾病，由于历代医家其分配观点不尽相同，因而引起争议。有人甚至认为是人为的主观臆断而予以否定。而张氏在临床上则非常重视脉象部位的变化，以其定出疾病之位置。张氏以寸候心（左）肺（右）及上焦，关候肝胆（左）脾胃（右）及中焦；尺候肾脏及下焦。如：关前洪滑，两尺不任重按，系上盛下虚，寸浮滑，痰涎郁于胸中；寸浮弦，木火刑金；右寸浮，将汗之兆。例："一姐，年过六旬……忽然四肢痿废，卧不能起，呼吸益形短气，其脉两寸甚微弱，两尺重按仍有根柢，知其胸中大气下陷，不能斡旋全身也。"后投升陷汤加味而愈。

又：左关弱或弦而无力，肝胆之阳不振，左关洪长有力，肝胆之火挟冲气上冲；左关沉细或沉弦，肝气郁结多左关弦硬而沉，肝经血虚火盛，肝气又郁结。例："佟姓媪，年五十七岁，于仲冬渐觉四肢作疼……（且）腿畏凉，臂畏热也……其左关不任重按。恍悟其上热下凉者，因肝木稍虚，或肝气兼有郁滞，其肝中所寄之相火不能下达，所以两腿畏凉，其火郁于上焦，因肝虚不能敷布，所以两臂畏热。"

若右关甚濡弱，脾胃虚寒；右弦无力，土为木伤，脾胃失其健运；右关弦长，按之颇实，胃气上逆。外感病中，如左弦而有力，右洪而有力，乃阳明厥阴合病。例："一少年，于初春得伤寒，先经他医治愈，后因饮食过度，病又反复，投以白虎汤治愈。隔三日，陡然反复甚剧，精神恍惚，肢体颤动，口中喃喃皆不成语。诊其脉，右部寸关皆无力而关脉尤不任循按。愚曰此非病又反复，必因前次之过食病复，而此次又戒饮食过度也。饱食即可愈矣……其家人果依愚言，十小

时中连与饮食三次，病若失。"

又两尺沉细，肾虚；两尺重按不实，肾气不摄；尺弱寸强，浮大无根，元阳浮越；尺部重按甚实，下焦有实邪；脉弦而沉，两尺之沉尤甚，下有实寒。例："表弟刘某，年二十四岁，于中秋下痢，脓血稠黏，一日十数次，腹疼后重甚剧。治以化滞汤，连服两剂，下痢次数似少减，而后重腹疼如旧。细诊其脉，尺部重按甚实，疑其肠有结粪，投以小承气汤加生杭芍数钱，下燥粪长约四寸……病若失。"

在临床上，张氏极其重视脉象部位之变化，因而在一些复杂病症中能抓住要害，为辨证论治提供了重要依据，故每取捷效。

2．辨虚证重视数与根

数脉，被历代医家公认为热证。而张先生根据其丰富的临床经验认为数脉多虚。他认为：数逾五至，即为阴虚之证；脉过六至，（用白虎汤）恒用生怀山药一两，以代方中粳米，以滋阴补肾；脉至七至，难治；脉数八至，恐难挽回；脉数十至，则恐不救。张先生谓："脉数者，阴分必虚。"如数兼弦硬，则真阴亏更重。如数而无力，则有可能为气虚。张先生谓："元气虚极莫支者，其脉可至极数……愚临证细心体验，凡治虚劳之证，固不救纯用补药，然理气药多于补气药，则脉即加数，补气药多于理气药，则脉即渐缓。"此说乃数脉为气虚之明征也。既然张先生认为数为虚脉，那么对热证的脉象认识又如何呢？张氏认为有力脉象大多属热。如："弦长有力，肝胆有热；洪长有力，阳明热盛；沉而有力或两尺洪实有力，为下焦蕴热"。例："一人，年六十余，溺血数日，小便忽然不通……其脉沉而有力，时当仲夏，身复厚被，犹觉寒凉。知其实热郁于下焦。"拟寒通汤，两剂愈。此案乃舍证从脉断为有热之典型病例。

另外，张先生认为无根之脉多系虚难治之证，亦是脱证之先兆。医家诊脉历来重视脉之胃、神、根三端。而张先生独重根脉。盖脉之有无根柢与肾关系最为密切，而肾为先天之本，为生命之源泉。肾气不绝，则生机不息。张氏认为症状虽重，脉有根柢者易治，脉无根柢者危。所谓无根之脉，其脉象为尺部脉弱或三部脉浮力微，按之即无。如尺弱寸强，浮大无根，为元阳虚损，元阳浮越；将脱之证，脉象总呈散乱无根；或尺部无根，寸部摇摇（所谓摇摇即是细

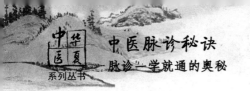
数浮濡之合脉）；又上脱如水上浮麻，下脱沉细欲无。反之脉有根柢，病情虽重，犹可调治。例：一患者"年过五旬，呻吟不止……上焦甚觉烦躁，大便不通者已旬日矣，诊其脉，虽微弱，至数不数，重按有根。知犹可任攻下，因谓之曰；此病易治。"此案病程较长，症状重，年已半百，脉又微弱，若不是至数不数、重按有根，则可能不任攻下，治之不易矣。

 三、河北中医学院马明越谈清代名医王孟英杂病脉 诊秘诀

1. 审辨虚实，症疑凭脉

王氏在临症中，非常重视脉诊的应用，他对脉象总是潜心体察，详细分析，以之作为辨证的重要依据，如《王孟英医案》所载邵氏案，谓"其每进参汤，则喘稍定，虽服补剂，仍易出汗，脉弦滑，右甚"。孟英不被假象所惑，凭脉辨治，断为痰热之证，予消热化痰之剂而收效。同一则尚有一患者症状于前者相似，但脉象表现为虚弦而细滑，孟英在养阴益肾基础上，予以清化痰饮为治。前一患者如果是虚证，服参汤后则不应再有汗症状，之所以汗出，乃是犯了实实之弊，孟英依据脉象，果断应用清化痰热之药，使得疾病迅速出现转机，而另一位患者，虽症状与上例相似，但脉有虚细之象，故辨为虚中夹实之证，予养阴益肾之药而愈。此正符合中医之同病异治之理。而辨证之关键，还在于脉象。

再如张某，头眩眼花，畏冷，人皆以为是寒症，孟英诊之，脉甚数，认为是阴亏而不适合温补，予滋水培元之剂，效果颇佳。此为内热格阴于外也，孟英诊病，洞若观火，然其利器，在于脉也。

2. 甄别类脉，关乎死生

王氏在临证诊脉时，十分重视相似脉象的辨析。如他在《归砚录》里说："若客邪深入，气机蔽塞，脉遂不能流通，而按之不见者名曰伏脉。此为实证，与绝脉判若天渊。""此为邪闭之绝，彼为元竭之绝，不可同日而语也。"这是指出了伏脉与微脉主病的差别：伏脉主邪阻，为实证，法宜祛邪；微脉主正虚，属虚证，治宜补养。其后孟英举一案例，一人脉伏误作脉微治之，予炙甘草汤，竟成绝脉而不治。可见脉法之精要在于识脉，不同的脉象，主病各异。伏脉在《脉经》里描述为"极重指按之，着骨乃得。"意即脉位较深，按至筋骨始得其至不显。而微脉则是极细而软，按之欲绝，李濒湖云："长病得之死。"两脉体会起来确有相似之处，然其主病却大相径庭。可见，叔和所谓"心中了了，指下难明"。确是经验之谈。如识脉有误，更何谈辨证焉！

3. 通变相宜，循理辨证

王孟英在诊脉过程中，勇于打破常规，分析脉象机理，同时旁参四诊，以判定病证，如其在治疗赵进士半身不遂时，病人脉甚迟缓，而舌苔黄腻。王氏不被迟脉主寒之常理所囿，而实仔细分析其机制，认为痰热阻滞导致经隧不通，血行缓慢是其根本原因。这正和《伤寒论》中阳明腑实证之脉迟机理是一致的。通过分析，抓住了疾病的本质，从痰热论治，收到了良好的效果。再如王氏认为虚弱之脉不尽主虚，尚可见于暑证。因暑邪治病特点为伤津耗气，从而患者表现出气阴两虚之象。因此在夏季如遇虚脉，特别是兼有数象之时，不可一味蛮补，要注意清暑益气，养阴生津，可见，我们在脉诊时要知常达变，要敢于突破传统观念，善于分析，才能准确把握病机。

4. 病由痰热阴伤，脉以滑弦细彰

在统计陆士谔编辑的《王孟英医案》一书内科杂病案中，我们发现有脉象记载的计 128 例（见表 8）。其中滑、弦、细脉分别占 52 例、24 例、31 例。可见，滑、弦、细脉在王氏医案中数量是比较多的，为了找到其中的规律，对其列表分析如下。

★ 表 8　内科杂病医案主要脉象出现频率

主要脉象	滑	弦	细	涩	迟	微	扤	缓	伏	虚	数	其他
医案例数	52	24	31	2	4	4	1	2	2	1	2	3

（1）滑脉及其相兼脉的主病

通过分析滑脉及其相兼脉（见表 9），我们可以看出，王氏在诊病时，把滑脉作为一个主脉，其兼脉主要为弦滑脉，无论兼有什么脉象，其主病皆为痰热，

这正符合痰证的主脉为滑脉，《濒湖脉学》云："滑脉为阳元气衰，痰生百病食生灾。"因为痰热邪盛，气实血涌，鼓动脉气，故脉滑。之所以滑脉出现频数较多，可能与当地处于江南，环境多实热邪有关，再加上多数病例均是前医误投温补之剂，煽动阳热之邪而发为痰热，同时痰阻气机，导致气郁而出现兼弦之脉；痰火伤阴，则脉现软象，如此等等，俱是痰热所致。可见，脉滑这一病症确可作为诊断痰热证之一重要依据。

★ 表9　滑脉及其相兼的主病出现频率

脉　　象	滑	滑弦	滑软	滑弦数	滑细软	滑弦软
医案例数	1	35	6	4	2	4
脉象主病	痰热	痰热	虚而夹痰	痰热	痰热	阴虚夹痰

（2）细脉及其相兼脉的主病

通过分析细脉及其相兼脉（见表10），我们可以看出，细脉所主疾病主要是阴血亏少，这主要是由于营血亏虚，不能充盈脉道，气不足则无力鼓动血运行从而导致脉细小软弱无力，正如《濒湖脉学》所说"细脉萦萦血气衰"，究其原因，乃是由于人体之阴常不足，再受暑热之邪气，更加耗伤阴液，而误致之医投以温补之药，则津液易伤。从而使得病人阴血亏虚，表现为细脉。而阴液亏少，必然导致阳气相对亢盛，因此常有细数之兼脉出现。此外，还有一部分病人因为痰热阻滞使得脉道变窄，脉细而弦也偶有出现，不可一概认为细脉均是虚证。

★ 表10　细脉及其相兼脉出现频率

脉象	细弦	细弦虚	细弦数	细数	细弦软
医案例数	2	3	3	19	3	1
脉象主病	痰热	气血亏	阴亏不纳	营热阴虚	阴亏火炽	阴液亏虚

（3）弦脉及其相兼脉的主病

通过分析弦脉及其相兼脉（见表11），我们发现，弦脉主病比较宽泛，特别是不同相兼脉主不同病证，一般来讲，弦脉主要主肝病或风动等疾患，如弦、数主肝火炽盛，弦、涩主虚风内动，如果兼有软脉，则表示尚有阴液之亏虚，可见于肝郁兼阴亏或热伏厥阴，因此在临床上见到弦脉时，要尽量根据兼脉如其他四诊资料从而正确判断疾病。

★ 表11　弦脉及其相兼脉出现频率

脉象	脉弦数		弦软数涩	弦数	弦软数	弦软	弦涩	弦数虚	弦数涩
医案例数	2	3	3	11	2	5	3	1	3
脉象主病	肝郁阴亏	热伏厥阴	阴液不足	肝火炽盛	阴亏火炽	阴液亏虚	虚风内动	阴液不足	肝火盛阴液亏

通过分析，滑、弦、细脉出现频率如此之高，从而也说明临床上痰热阴伤的病证非常多见，因此，王孟英在临证之时，根据脉象，多用化痰清热、养阴生津之法，对于大量疑难病证取得了良好疗效，有统计表明，仅在《王孟英医案绎注》收录的450余则医案中，配合养阴化痰药物治疗的竟达300余之多。可见，善于运用化痰养阴之法，确为王氏诊疗疾病的一大特色。

5. 独谙脉象，以定转归

王氏在医案中保留大量的可以通过脉象来判定疾病及转归的病例。

袁某患噎，服诸药无效，孟英诊之，尺中虚大，断为病在下焦，予稳补填精之品而效，再如。冯某患泻，孟英诊其脉数，而左寸关弦大，断为心阳受扰，兼伤谋略，与清心疏肝之法而愈。可见，王氏诊脉判定病位是根据寸口分候脏腑和独异主病原理，通过比较六部脉象，查找某一部的特殊变化，从而推测发病部位。

同时王孟英还通过脉象体察疾病的转归，往往料事如神，如治疗沈某汗出欲脱，而心脾之脉尚有根，经用药调理而安；又治某人半身不遂，脉形滑驶如蛇，毫无胃气而断为不治，寻果殁。然王氏推断预后不仅从胃气强弱立论，还从五行生化制克着眼，如治钱某。自春患痰漱，孟英诊其脉左寸动数，尺细关弦，右涩，断为心阳过扰，暗耗营阴，肺金受烁，清肃不行，水失化源，根无荫庇，

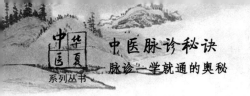

左升太过，右降无全，金遇火而伏，乃是火克金之危象也，后他医竭力挽救，仍死于伏无。

综上，王孟英善于凭脉辨证，准确地判定病位、病性以及疾病的转归。其诊法巧妙，技术精当，识证准确，因此疗效显著，然而，王氏亦重视四诊合参，曾云："然望闻问切，不可独凭于指下。"可见其诊病思路是开阔的、灵活的，颇待后学品味。

四、贵阳中医学院熊大武谈早期妊娠妇女脉象变化

妊娠脉象的研究已有几千年的历史，虽然现代医学对妊娠的检查手段已经非常先进，但是由于妊娠脉象的特殊意义，仍不失为医学的一个重要研究内容。

《素问·腹中论》帝曰："何以知怀子且生也？"岐伯曰："身有病而无邪脉素也"。张景岳曰："凡妇人怀孕，其气血留聚，胞宫内实，故尺阴之脉必滑数。"王叔和《脉经》云："尺脉按之不绝者妊娠"。张仲景云："妇人脉滑数而经断者为有孕"。《脉诀》云："阴搏于下，阳别于上，气血调和。有子之象。手之小阴，其脉动甚，只按不绝，此为有孕。"王叔和《脉经》云："往来流利，辗转替替然，与数相似，浮而有力。"以上这些妊娠脉象的论述，反映了古人对妊娠期间出现的特殊脉象，积累了大量的经验，这些经验告诉我们：妊娠后由于生理的需要以及为了适应这些需要孕妇机体出现了一系列变化，这些变化可以从脉象上反映出来，这就是妊娠脉象，妊娠后由于代谢增加，血流增快，使脉象出现滑利流畅搏指有力，但由于个体因素及妊娠时期的不同，脉搏的滑利流畅以及最佳搏动部位的出现有所不同，在现代科学发展的今天，我们有比古人更优越的条件把随意抽取的妊娠妇女脉象做一个总体的比较观察，为了观察方便，根据古人的论述，结合我们的临床资料，将妊娠脉象做一个大概的分类，借以探讨妊娠脉象生长的机制。根据报道如下。

1. 观察对象

随意抽取停经 35～90 天的妊娠妇女（经尿 HCG 检查或 B 超检查确诊妊娠），年龄最小者 18 岁，最大者 45 岁。均无心血管疾病及急慢性炎症。

2. 观察方法

把妊娠妇女按停经天数分为妊娠 40 天以下为 1 组，妊娠 40 ～ 60 天为 2 组，妊娠 60 天以上为 3 组，共 740 人，根据中医寸口诊脉法进行脉象诊察。

3. 观察标准

脉象 a：三部脉沉浮正等，按之无绝；脉象 b：寸、关、尺均显滑象，寸脉搏指有力；脉象 c：尺脉滑利应指不攻，或大于寸脉。

4. 结果

脉象及停经天数详见表 12。

★ 表 12 脉象及停经天数

脉象类别	停经天数			
	40 天以下	40 ～ 60 天	60 天以上	合计
脉象 a	66 例	23 例	16 例	105 例
脉象 b	35 例	46 例	243 例	324 例
脉象 c	86 例	103 例	122 例	311 例

脉象 a 出现在妊娠 40 天以前较多，虽滑象不很明显，但应由三部脉沉浮正等，按之无绝等特点；脉象 b 出现在 40 ～ 60 天阶段开始增加，60 天以后有所上升，脉象 c 出现在 60 天以后特别明显。

5. 讨论

妊娠脉象是妊娠期间妇女生理变化表现在脉象上的一种反应，以脉滑流利应指有力为主要特点，对于不同的个体，不同的妊娠时期，妊娠脉象的显现程度，以及搏指滑利的最显部位不同，因此可有如下的情况。

脉象 a：三部脉沉浮正等，按之无绝，见于《脉经》所述，这类脉象也有滑利流畅之意，只是程度较轻，如有与他脉不易辨别时，可先以指重压至骨，今脉断绝不能过指，旋忽微举其指，尺部之脉，必有气如线，其程度随妊娠月份的增加而显见，故上述此类脉象与妊娠 40 天前多见。

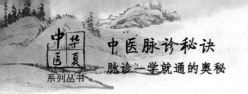

脉象 b：寸关尺均显滑象寸脉搏指有力，《胎产秘书》所载"妇女有妊，阴搏阳别，少阴独动，其胎已结……少阴，心脉也，今心脉往来流利，故知其的妊……动者如豆粒之逼指而动也"。《脉歌》"忽然诊得寸口盈，六脉无邪身有孕"。《素问·平人气象论》"妇人手少阴脉动甚者，妊子也"。说明了此类脉象除滑利流畅以外，还有寸口脉盈而搏指有力等特点，妊娠 40～60 天，是 HCG 的急剧上升阶段，机体内一系列的内分泌变化以及各系统的生理变化都随之而来，较为明显的是心血管系统，手少阴足心经之脉，心主血脉，气血旺盛，故寸口脉滑疾应指有力。

脉象 c：尺脉滑利应指不散，或大于寸脉，见于《脉诀》"阴搏于下，阳别于上，气血调和，有子之象，手之少阴，其脉动甚，尺按不绝，此为有孕"。王冰注云："迟脉搏击于寸口殊别，阳气挺然，则为有子之兆。""尺中肾脉，按之不绝是妊子也"。《脉诀》云："尺大而旺，有胎可庆。"王孟英云："尺脉滑疾皆为有子。"与寸脉相比较，尺脉的滑利主要表现为应指不散。此即"阴搏阳别"之意，尺脉主孕，胞脉系于肾，孕后胞宫充盈，气血旺盛，故尺脉按之不绝以应之，迟脉者，胎孕之根蒂，滑利之脉应指，疾而不散。妊娠 60～90 天，HCG 呈高水平持续阶段胎盘各种激素的增加，胎儿发育日益增快，代谢的增加，使滑脉的出现率在此期显而易见，尺脉的疾滑也很明显。

脉搏的形成，是心脏的收缩，推动血液随动脉管道运行，血管壁的弹性及阻力使之形成动脉周期性起伏，在表浅动脉可用手触及这种周期性起伏的搏动。祖国医学的切脉时凭借手指的触觉和压觉来感受，分析桡动脉等脉搏搏动的性质、频率、深浅、强弱及其他感觉特征，这些感受成因同样取决于心脏的搏动及每搏输出血量，总循环血量及外周阻力和动脉管的弹性等。在妊娠期间由于血容量和每搏输出量的增加以及血管壁的松弛、柔软和外周阻力的改变等因素，形成桡动脉圆滑流畅、弛软有力，应指如珠的感觉，即妊娠脉象。在人体，内脏功能的各种表现受神经 - 体液的控制与支配，妊娠早期孕卵着床于子宫内膜后迅速发育，在神经 - 体液的作用下，母体各器官系统都要发生变化，特别是内分泌的变化，通过神经 - 体液因素影响全身各内脏功能，表现为新陈代谢旺盛，血容量增加等，另外由于孕卵的种植，子宫内膜可分泌松弛素，此激素除可作用子宫平滑肌外，还作用于血管平滑肌、弹性膜，使之松弛柔软，以致脉象柔滑，搏指有力。

同样，机体活动异常，组织器官产生的病理产物也可通过神经 - 体液因素作用于血管神经系统，如痰火食滞，气实血涌，实邪壅盛等，则有"脉滑为实热，脉滑而数者有宿食"等。其脉理与脉形非妊娠脉象可比，脉虽显滑，重按则无细线过指之感，身有孕时肾气鼓动血脉冲击力强，升发力大。肾为生气之源，血借气而行，《经脉》有"尺中不绝胎脉方真"的记载，《脉义简摩》谓"此真滑脉也"。

"滑脉主孕"为古代医家的妊娠脉诊经验总结，其含意是丰富的，包括妊娠的整个时期，本文仅通过早期妊娠脉象的分期观察来探讨"滑脉主孕"的某些机制。

 ## 五、肖通吾妇科月经病脉诊经验

肖通吾为近代山西名老中医，其诊治妇科疾病，特别重视脉诊，其经验如下。

1. 月经先期的脉象

月经先期以血热妄行或气虚不固为多见，可见滑数或细数之脉象，如因血热妄行的月经先期，脉象多见滑数有力，经色鲜红，量多，质黏稠，伴有心烦口干，小便黄，为实热证。如因阴血不足，虚火妄动而致的月经先期，脉多细数，月经量不多，色鲜红无块，腰困，手足心发热。为虚热证。如因气虚不能摄血，以致月经先期者，脉多沉数或虚大无力，色淡量多，质稀薄，身倦食少，为气虚证。

2. 月经后期的脉象

月经后期，脉多见沉细弦，因细为血虚，弦脉主寒，虚寒相搏，则月经错后而来，若偏于血虚为主者，兼欠尺脉沉细而弱：如偏于血中寒邪者，兼欠两尺脉沉弦而涩。

3. 月经先后，无定期的脉象

月经先后无定期为气血不调所致，多见弦涩之脉，若肝郁不舒，冲任不固者，

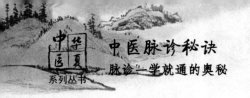
多见弦涩。主脉的同时，兼见左脉时弦、时短、时结、时浮之脉气不定之脉象。若系肾气亏虚，冲任不足者，多见弦涩脉，兼见两手关尺脉弱。

4. 崩漏的脉象

崩证是妇女不在行经期间的大量出血，临床上常见的有阴虚络热、气虚不摄、阳不束阴和气滞血瘀4个类型。尺脉虚大，气虚不摄型多见右手寸关脉虚大，尺脉沉弱，阳虚不束阴型多见虚小或沉细迟的脉象，多在劳累后突然大出血，气滞血瘀型多沉细涩数之脉。

漏证临床常见有气阴两虚、血热妄行、气虚不摄、冲任不固4个类型。气阴两虚脉多见浮弦细短涩。尤以尺脉多见浮。浮乃本气虚外越之形。弦细主阴血不足阴不敛阳。短涩为阴液亏损。尺脉浮主真阴不足，阳气扰乱经宫，以至月经不断。如是血热妄行型，多见弦滑长涩之脉。弦为肝气旺，滑主血热故属实证。如是气虚不摄型，脉多见细弱，尺脉更是细小，细主血虚，弱主阳气衰，细弱为阴不敛阳，阳不摄血，故月经不断。如因劳伤过度，而致冲任不固型，其脉多见浮细小，尺脉虚大。尺脉虚大为冲任脉虚之脉象。

5. 闭经的脉象

妇女经来中断，数月不行的病证，谓之闭经。肖老指出，闭经病往往与初妊的脉象难以鉴别。一般来说，妊娠脉见寸关滑数两尺滑利或两尺细长按之不绝。闭经则见两尺涩小或沉结。如见闭经而脉虚细涩者，虚细为阴血亏损，涩主血脉不行，为阴血亏虚的闭经。如见弦涩或弦结之闭经者，弦谓肝气郁结滞。涩主经血凝滞，结为气滞血结。故谓情志不畅气凝血结之闭经。

月经病是妇科最常见的疾病，病情复杂，脉象各异。从上述分析中可知其大概。在诊脉中肖老强调"以常达变"，即必须掌握正常脉象，才能分析有病之脉。肖老认为，妇人经水将来之时，气血充盈，脉多见弦长而滑，或两关滑大之象。月经已来潮，气血和畅，其脉细滑或滑缓。月经刚净，脉虚滑或细缓。经期不符合上述脉象，便为月经不调而致的病脉。

第6讲 脉诊的现代研究

脉诊是中医"四诊"中的重要部分，要想精通它不是一件容易的事。因为，脉诊学虽有其规定的标准，但由于各人的感觉、体会不同，对脉象的理解难免会带有个人的主观性和片面性。故若能采用现代科学的方法来研究脉诊学，使之更加科学化，对继承和发展中医诊断学将会起积极的作用。

 ## 一、对脉诊"位、数、形、势"的研究

晚清医家周学海说："盖求明脉理者，须将位、数、形、势四字讲得真切，便于百脉无所不赅，不必立二十八脉之名可也。"

牛欣等在这一思想指导下，对脉诊的"位、数、形、势"属性做了论述。"位"是指脉搏位置的深浅，"数"是指脉跳的至数和节律；"形"是指脉道的粗细，长短以及脉管的硬度和脉搏往来的流利度（滑涩）；"势"是指脉搏力量的强弱，而脉的硬度和流利度也都与"势"密切相关。任何一种脉象都具有"位、数、形、势"四种属性，这些特性的不同程度变化的组合，他们还以健康青年为对象，用改变心血管功能状态的脉象模型，并采用包括最先进的彩色多普勒超声显像方法的多种测试技术，观察模型的下列指标变化，寸口桡动脉的管壁运动及其与皮肤表面的距离、血流速度、压力脉图、容积脉图。以及血流动力学和血液流变学的多项参数。初步发现这些指标的变化与脉诊"位、数、形、势"属性的变化之间，有着一定的内在规律。

1. 位——脉道的深浅变化

关于脉位异常，历来多种论述。这里脉位是指深浅或异位。虽各种书所载

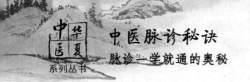

脉象的名称种类不一，但均论及浮沉二脉，或以浮沉为纲，或与浮沉相类，因而诊脉时首先是定脉位的浮沉，可见脉象的首要信息是由脉位的变化与否得来。《素问》曰："善诊者，察色按脉，先别阴阳……按尺寸，观浮沉滑涩而知病所生以治。"《脉经》中有"举之有余，按之不足"之谓，是对浮脉的描述，李时珍则把沉脉描述为"按之有余，举之不足"单纯的浮脉，沉脉，只从脉位的深浅变化即可判定，或轻手举之，或重手按之，或不轻不重委曲而寻之，即可区别。脉位浅在而和浮脉相类有芤、濡、散、革诸脉，何以别之，有脉位浅这一共性、再察及各脉自身的特点不难区分。如浮脉不大不小，其势举之有余，按之不足，芤脉浮大中空，有边无中；散脉浮而无根，革脉芤弦结合。脉位深在而和沉脉相类的有伏脉和牢脉，三者脉位深在均位于肌肉深部，需重按方可得之，但在程度上有所差别；沉脉按近筋骨，重按应指清楚。伏脉较沉脉脉位更深在。在于筋骨之间，重按不应指，须推着筋骨始得应指清楚。沉脉可分部出现，伏脉则六部全伏，而牢脉，脉跳应指实大弦长。

2. 数——脉跳的至数、节律

脉跳的至数（即脉的数率）和节律，虽然都有脉搏迟、数的变化，但脉的节律是指跳规整与否。所以又可细分为：①以数率变化为主的脉。包括数脉及其相类脉；动脉、滑脉、疾脉；迟脉及其相类脉，缓脉和涩脉。滑伯仁说："数，太快也。一息六至，超过平时两至。"明确指出，超过两至即为异常的定量概念。《诊家正眼》描述疾脉，"疾为急疾，数之至极，七至八至脉流薄疾"。只从脉的数率来讲，动脉、滑脉、紧脉、促脉均以数率快和数脉相类。李中梓说："数如豆粒，则为动脉；数而有止则为促脉。"迟脉和数脉相反，脉跳至数少于正常。《脉经》云："迟脉，呼吸三至，去来极迟。"缓脉与之相类又稍快于迟脉，正如《三指禅》载："不浮不沉。恰在中部，不迟不数正如四至……从容柔顺。"所以缓脉可见于常人。②脉律和脉率是两个概念。脉律常人均匀而规整，失去规整称为脉律不齐。节律不齐的脉有促、结、代脉。促脉和结脉相反，促在数中止，结在缓中止。

3. 形——脉体的指下形态

以形体变化为主的脉象有大、细、长、短、弦以及滑、涩脉。后两种兼有脉率至数上的改变，但形态的改变是其主要特征，有人以为洪脉和大脉，细脉和小脉实际上是一个脉，也有人以为它们各自有特点，主病各不相同，本文则把细脉和小脉合为一脉，而把洪脉归入脉势中去讨论。《诊中三昧》有云："大脉者，应指满溢，倍于寻常。"《医学实在易》亦云："大主诸实，形阔易知。"说明大脉的特点，从形态上是大而阔，应指满溢，细脉与大脉相反，如李中梓所说："细直而软，累累莹莹，状如丝线。"由此可知细只是体小，微弱，但应指明显，脉位居中，举按皆然。

4. 势——脉的来去盛衰

脉势是指脉搏的搏动气势和力量，描述脉来有力与无力。从脉势的变化可以判定疾病之虚实。虚脉、微脉、弱脉以虚相类；实脉、紧脉、洪脉则在脉的来势上相同，均充实有力，《四诊抉微》将虚脉描述为："虚合四形，浮大迟软，举之迟大，按之松。"《脉经•卷一》云："虚脉迟大而软，按之不足，隐指豁豁然空。"足见虚脉以虚大而软为要点，既可兼沉兼迟，又可兼浮兼数。王叔和称微脉："极细而软，若有若无。"《诊家正眼》则概括为："微脉极细，而又极软，似有若无，欲绝非绝。"是微脉脉势之要点。

弱脉形体细小，脉位深在，轻取不应，重按应指细软无力，故李中梓描述为"弱脉细小，见于沉分；举之则无，按之乃得。"所以其特点是脉位沉、体细、来势细软无力。

实脉坚实有力，形大而长，举之有余，按之有力，来去俱盛，三候皆然。故《脉经》云："实脉大而长，微弦，按之隐指幅幅然。"

综上所述，可以看出，中医的脉诊就是以脉的位、数、形、势这四种属性为序，逐一辨认审察脉情，然后加以综合判定。这种四分法的审脉思想，乃是所代医家不断总结补充而逐渐形成的。

 ## 二、脉象与病、证的研究

在各种疾病的脉象研究中，早期以高血压病的实验资料较多，结果也比较一致，大多数患者为弦脉及其兼脉。此外，还可以出现细、滑、沉、涩等脉象。

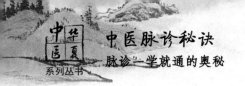

一般在早期脉弦而兼浮或洪，晚期脉弦而偏沉细，重症兼心血管功能受损者脉多兼涩。弦脉脉图参数的变化也可以反映病情轻重，通常随血压升高与脉管硬度增强，在脉图上可以出现潮波增大和前移。

但近年来，对各种疾病的脉诊研究以心脏病较多。从 1992 年以来约有 150 篇有关脉诊研究报道，据不完全统计，其中脉象与各种病、证关系的报道有 34 篇，而其中有关心脏病的报道就有 18 篇，占 50% 以上。大量的临床资料显示，心血管系统疾病与脉象的变化有着直接和必然的联系。李冰星等对 50 例促、结、代脉患者临床资料分析结果显示：代脉者 85% 患有器质性心脏病；结脉和促脉多见于各种类型的期前收缩，有器质性，亦有功能性；促脉多为功能性。郭福新等采用 ZH-I 型脉象仪对 82 例冠心病患者的脉搏图记录显示，冠心病以弦脉类为主，占 68.3%。也有资料报道，冠心病患者以弦脉和细脉多见，但也出现滑脉和微弱结代脉，这四种病脉的心血管功能状态的异常程度，由轻到重的排列顺序为滑、弦、细、微。这与中医判断病情轻重和转归预后，所依据的脉象准则是完全一致的。

肝炎患者的脉象和脉图随中医辨证分型而有不同，湿热型以滑数或滑为主；肝郁气滞型以弦脉为主；虚证型则以沉、细、弱、涩等脉为多见。

慢性胃炎患者的脉象和脉图也因证型不同而有差异，肝郁气滞型以弦或弦细脉为主；湿热内阻型多见滑脉，可兼弦或细；阴虚胃热型多见细脉，可兼数象；虚实夹杂型也可见弦细脉。贫血患者中气阴两虚型的脉象，以细脉为主，肝肾阴虚型多见细弦脉，而虚实夹杂型则可出现滑脉。

三、心理脉象

脉象与人类心理的关系一直是历代中医研究形神关系时所重视和探讨的内容之一。为开拓这一研究领域，我们把伴随心理活动而产生，代表某种特定心理活动或心理状态的脉象改变，称为心理脉象。

中医学很早就认识到心理和脉象之间存在某种特定的关系，《素问·经脉别论》说："黄帝问曰：凡人居处动静勇怯，脉亦为之变乎？岐伯对曰：凡人之惊恐恚劳动静，皆为变也。"这说明，只要有心理活动存在，脉象皆为之变化，从而产生各种心理脉象。这种脉象的变化形式是以脉搏形态学改变而反映出来的，因此是可以识别的。《黄帝内经》提出的这一脉象与心理活动相应改变的观点，是我们探讨脉象与心理活动关系的理论基础。

心理脉象主要由两种脉象组成，其中包括基础脉象形态和特异脉象形态部分。

基础脉象形态部分由通常诊病的 27 脉组成，其主要提出脉象的大、小、长、短、浮、沉、数、弦、滑、紧、细等一般形态特征，这些脉象成分构成心理脉象的基础形态。其反映信息主要从脉深浅、脉力强弱、脉率快慢、脉道宽度、脉动长度、脉势流利度、脉道紧张度、脉动均匀等不同方面提示了心理脉象的局部特征。

特异脉象成分是心理脉象的主体部分，它们是常规脉象之外的脉象形态，反映着特定的心理活动。心理脉象中的特异脉象成分，大部分无法沿用 27 脉的脉象形态特征来概括和描述，例如就脉搏的力度来说，心火烦躁或肝火易怒心理脉象的特征之一，往往表现在左寸和左关比它部略微有力和隆起。这种比较而来的有力和无力的概念，目前是无法用表示力度的虚、实、微等脉来形容的。它们一个是力度间的比较关系，一个是力度的大小关系，因此是无法用一个量去衡量另一个量。

临床心理脉象中，基础脉象形态部分和特异脉象形态部分相辅相成，共同完成心理脉象的诊断，其中特异脉象形态部分是心理现象的主要诊断依据。如果这一部分的内容缺如，心理脉象的诊断就难以确立，基础脉象形态部分以我们熟悉的常规物理量的形式，提供该心理状态下血管和脉搏的一般形态特征，对心理现象起辅助诊断的作用。

1. 神经紧张度增高的脉象

尺脉脉壁紧张度增高、脉搏张力增加而出现弦直状态（注意和动脉硬化的僵直不同），脉管局部收缩均匀，显得均匀收紧而略细。手感脉体弦长、绷细而紧张，上面附有一种紧张而来的细颤。

对此病脉的紧脉和神经紧张度增高的脉象，两者都有管壁绷急、紧张的感觉。神经紧张度增高脉象特定出现在尺部，脉壁弦长略细，管壁均匀紧张而附有细颤，

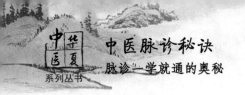
左右弹手的感觉不明显；寒痛的紧脉可以出现在寸关尺任何位置，有管壁不均匀收缩和搏指左右弹的振动感觉。

2. 心情不快的脉象

多见于左寸，为气滞型的涩脉，与气机不畅有关。临床上涩脉分气滞和血瘀两种情况。血瘀的涩脉管壁往往坚实而弹性差，脉搏高峰的迟涩感、强实感和哆嗦振动感觉明显，振动感觉的部位在血管壁。气滞涩脉感觉层次较血瘀涩脉略浅，感觉部位在紧贴血管的周围组织。血管壁有拘直缩窄的感觉，脉搏高峰速率变缓，无明显的强实感。振动觉特征从脉搏高峰起管壁附近组织飘过一缕很窄涩滞的振动觉，略微增强后减弱，主要为指下滞涩不畅的振动觉指感，缺少血瘀涩脉那种明显迟涩哆嗦的感觉。

气滞涩脉的振动感觉可以扩散到寸口其他部位，但强度要降低很多。主要的扩散对象是左关（肝）和尺部。

3. 恐惧脉

感觉部位在尺部。脉象特征：第一，由于恐则精怯，精神极度紧张而引起血管收引，使脉搏沉潜向下，造成恐脉略沉的特有征象。第二，振动觉特征主要表现在血管壁的本身。血管壁的高度紧张而收引，使管壁变得拘紧而细直。在血流的冲击下，壁上附有一种极细的振颤感觉，就像绷紧的琴弦受到冲击后出现振颤一样。第三，脉搏搏动的高峰一掠而过，高峰期间脉管带有一种近似横向摆动的紧张悸动感。第四，周围局部组织的振动波在脉搏高峰之后出现，极快地向脉管方向收敛消失。这种感觉就像用手按在敲响的锣上那种振动极快地收缩、消失一样，手下出现振动消失的空寂感。脉象的综合指感使人产生由于恐惧、紧张而紧缩成一条在那里哆嗦的感觉。

4. 郁怒脉

郁怒和愤怒不同。愤怒是一种外向型的，以发泄情感和接近发泄目标为特征的情感过程。郁怒则包含肝气郁滞和怒火双重成分，是一种强行压抑怒火的情感，故伴随很强郁滞不畅的成分。其中的忿怒成分遵守一般怒脉的规律，局限在左关附近出现怒脉的特征，而郁抑成分则遵循肝郁的特征，可扩散到寸口其他部位，出现肝郁脉的特征。

5. 喜脉

喜悦的情感使左寸（心）脉管壁周围组织呈现出松弛状态，反映为出现和谐、从容的振荡波。主要表现为两点。第一，指下总的感觉谐波不疾不躁、有胃气的感觉。第二，喜悦心理使脉搏舒缓，心搏轻盈有序，心脏外周阻力降低，心搏曲线拐点显得活脱流畅、圆润悦指。这种感觉有赖于谐波成分的和谐统一及异常杂波的减少。喜脉的指感特征可向寸口各部延伸，使双手寸口脉壁周围出现不同程度放松感觉，表达是一种良好的心理环境。

 ## 四、脉象要素及图述

脉象是手指感觉脉搏跳动的脉象，或称为脉动应指的形象。脉象的辨识主要依靠手指的感觉，因此，学习诊脉要多练指感。通过反复操练，细心体察，可以对脉搏的部位、至数、力量和形态等方面，形成一个比较完整的指感。同时亦必须加强理性认识，只有从理论上掌握各种脉象的八个要素，再结合切脉的经验，才能比较清楚地识别各种不同的脉象。

1. 构成脉象的八个要素

脉象的种类很多，文献中常以位、数、形、势四个方面加以分析归纳。位是指脉动部位的浅深；数主要指脉动的频率和节律；形和势是指脉的搏动形态和趋势状态，形与势是难分割的两个概念，它包涵着运动体的多种物理量，如脉动的轴向和径向力度，主要由心脏和阻力影响所产生的流利度；由血管壁弹性和张力的影响而产生的紧张度等。

（1）脉位

脉位可分为浮中沉三候。

脉何以浮？无非是气血搏击于外致脉浮。

气血何以搏击于外？常脉之浮，可因季节影响，阳气升发而脉浮。病脉之浮，可因邪气的推荡，使气血鼓搏于外而脉浮。如热盛所迫或邪客于表而脉浮。若正

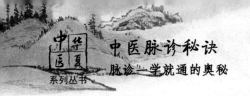

气虚弱，气血外越，亦可因虚而浮。同为浮脉，一虚一实，以按之有力无力分之。

何以脉沉？常脉之沉，因于季节变化，阳气敛藏而脉沉。病脉之沉，一可因气虚衰，无力鼓荡而脉沉。同为沉脉，一虚一实，以按之有力无力区别之。

（2）脉体

脉体，有长短、阔窄之分。

脉长而阔者，健壮之人，气血旺盛，或因夏季阳气隆盛，脉可阔长。

正虚者，气血浮动，脉亦可阔长。二者一虚一实，当以沉取有力无力别之。

脉体短而窄者，一因邪遏，气血不能畅达鼓击于脉，致脉体短窄。或因正气虚衰，无力鼓搏，亦可脉体短窄。二者一虚一实，当以沉取有力无力别之。

（3）脉力

脉力分有力无力，当以沉候为准。无论浮取脉力如何，只要沉取无力即为虚，沉取有力即为实。

沉而无力者，阳气、阴血虚衰也，无力鼓击于脉，致脉按之无力。沉而有力者，因邪扰气血不宁，搏击血脉而脉力强。若亢极不柔者，乃胃气败也。

（4）脉率

脉率有徐疾之别。疾者，儿童为吉。病脉之疾，可因邪迫，气血奔涌而脉疾；亦可因正气虚衰，气血惶张，奋力鼓搏以自救，致脉亦疾。二者一虚一实，当以沉取有力无力分之。

脉徐者，可因气血为邪气所缚，不得畅达而行徐；亦可因气血虚衰，无力畅达而行徐。二者一虚一实，当以沉取有力无力分之。

（5）脉律

脉律有整齐与歇止之分。气血循行，周而复始，如环无端，脉律当整。若有歇止，则或为邪阻，气血不畅而止；或为气血虚，无力相继乃见止。二者一虚一实，当以沉取有力无力分之。

（6）脉幅

脉来去（即脉之起落）之振幅有大小之别。常脉振幅大者，气血盛。病脉之振幅大，或因邪迫，气血激扬而大；或因里虚不固，气血浮越而脉幅大。二者一虚一实，当以沉取有力无力别之。

脉幅小者，可因邪遏或正虚，致脉来去之幅度小。二者一虚一实，当以沉以有力无力分之。

（7）脉形

气血调匀，脉当和缓。因时令之异，阴阳升降敛藏不同。脉有弦钩毛石之别，此皆常也。若因邪扰或正虚，气血循行失常，脉形可有弦、紧、滑、代之殊。弦紧皆血脉拘急之象，或因邪阻，或因正虚，经脉温煦濡养不及而拘急。滑乃气血动之盛也。或因气血旺，脉动盛而滑，如胎孕之脉；或邪扰，激荡气血，涌起波澜而脉滑；或正气虚衰，气血张惶而脉滑。二者一虚一实，当以沉取有力无力分之。

脉代者，因寒暑更迭而脉代者，此为常。若脏气衰，他脏之气代之，脉亦更代，动而中止不能还，因而复动。

脉之变化多端。无非是构成脉象的七要素之变动。七要素的变动，无非是气血的变动。气血之所以变动，无非邪扰和正虚两类。故气血为脉理之源，虚实为诊脉之大纲。倘能知此，则诸脉了然胸臆，不为变幻莫测之表象所惑。

2. 脉象图述

长期以来，历代文献主要以语言、文字，通过比喻和描绘来叙述各种脉象的特征，例如，浮脉"如水漂木"，芤脉"如按葱管"，滑脉"如珠走盘"等。虽然这些描述形象生动，亦为人们所熟悉，但在概念上尚不够明确和完整。如弦脉的脉象特征，有的形容为"如按琴弦"，也有比喻为"如循长竿末梢"者，在反映弦脉端直与长的特性方面有相似之处，但琴弦和长竿的粗细、质地等方面均有不可比拟的方面，以致后学者往往容易产生误解，有人认为弦脉是粗大的，有人认为是细小的。为了弥补语言文字表述的不足，很早就有人用示意图方法来表述各种脉象。如宋朝颁发的《察病指南》（1241年），就是现存最早运用图解来说明脉象特征的，书中绘制脉象示意图33幅。之后明代张世贤著《图注脉诀》，载七表八里九道脉；明代沈际飞编著《人之脉影归指图说》，载有七表

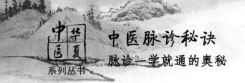

八里九道十六怪脉脉图。这些脉象示意图,比较形象地表述各种脉象的主要特点,对当时脉诊的传授和推广起了一定作用。近代刘冠军著《脉诊》一书,所绘制的示意图,吸取了波示图的许多特点。为了比较全方面地反映脉搏在多维空间的动态变化,本章介绍脉象特征时,运用指压(P)、指感(h)、趋势图、脉宽图、脉长图、脉波图像组合,表述各种脉象的多种特征。现将这四种图像的节本意义简介如下(图32)。

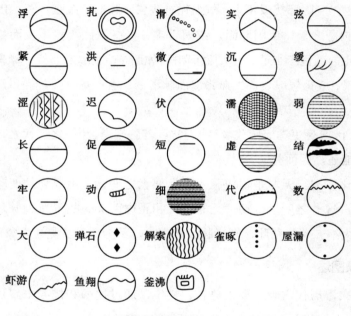

★ 图32 脉象特征

(1)指压－感趋势图

指压是指切脉时,手指对脉管施加的压力,亦称为取脉压力,分轻、中、重三等。轻取相当于"举",重取相当于"按",中取时指力大小介于举与按之间(图33)。

指感是指切脉时手指的感觉。这里的指感主要是脉动应指力量的大小,即脉管搏动对切脉手指的作用力大小。根据脉力大小,指感可以分为强、中、弱三级。指压一指感趋图以指压(P)为横坐标,指感(h)为纵坐标。坐标上的趋势曲线,表示随着切脉的压力由轻到重,脉动应指力量相应变化的过程,可以反映脉位的浅深、脉力大小和趋势的变化。

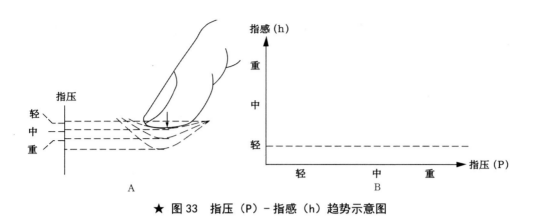

★ 图 33 指压（P）－指感（h）趋势示意图

①脉位浅深：手指对脉管轻度加压时，指感不明显或弱小；中度加压时指感清晰有力，呈最佳状态；重度加压时，指感又逐渐变小，乃至消失。趋势曲线呈正态型（图 34A），表明指感在中取时最佳，则为脉位居中，不浮不沉，是平脉的一个特征。

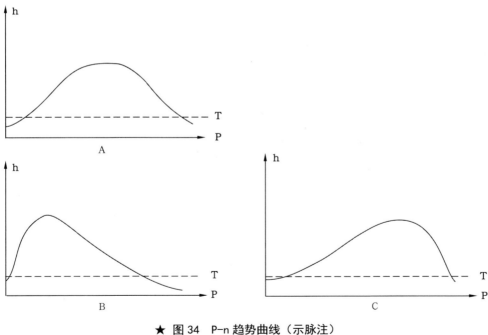

★ 图 34 P-n 趋势曲线（示脉注）

A. 正态型曲线；B. 渐阵型曲线；C. 渐升型曲线

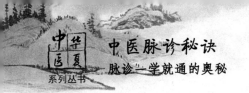
第二种是轻取时指感即强，脉形清晰，随指压增加指感反而减小或不明显，趋势曲线呈渐降型，则为"轻取即得，重按反减"的特征，表明脉位浅，称为浮脉（图34B）。

第三种是轻取时指感小或不明显，随指压增加，指感增大而清晰，趋势曲线呈渐升型，为"轻取不应，重按始得"的特征，表明脉位深，称为沉脉（图34C）。

②脉力强弱：脉力强弱是指切脉时脉动应指的有力、无力。指感弱小为无力脉，属于虚脉，P-h趋势图呈低平型曲线（图35①）。指感清晰，强而有力为有力脉，属于实脉。P-h趋势图呈高大型曲线（图35②）。指感不强不弱，处于中等力度，则是平脉的又一特征（图35③）。

③脉势虚实：脉势虚实是指脉力随指压增加而变化的趋势。轻取时指感有力，稍加压力时指感立即减弱或消失，趋势曲线呈"无根型"，表现为浮大、空豁、无根的特征。表明脉道空虚不耐指压，属于虚脉（图36①）。反之随指压增加，指感脉力不减，趋势曲线呈满实型，表明脉道充盛，则为实脉（图36②）。

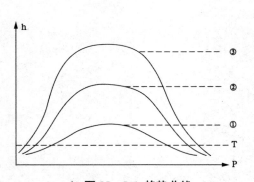

★ 图35 P-h趋势曲线
①低手型曲线；②高大型曲线；③中等型曲线

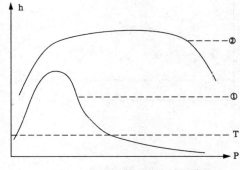

★ 图36 P-h趋势曲线（示脉势）
①无根型曲线；②满实型曲线

概括地说，将指压——指感关系用坐标表示，可以出现七种趋势曲线：

中等正态型曲线：表示脉位、脉力居中（平脉）。

渐升型曲线：表示脉位深沉（沉脉）。

渐降型曲线：表示脉位表浅（浮脉）。

高大型曲线：表示脉有力（实脉）。

低平型曲线：表示脉无力（虚脉）。

无根型曲线：表示脉无力、无根（虚脉）。芤脉的中空型亦包括在此项。

满实型曲线：表示充实有力（实脉）。

(2) **脉宽图**

脉宽图是表述脉动应指的径向范围，即切脉手指感觉到的脉体粗细，但由于皮肤与脉道之间软组织的影响和脉道的横向运动，指感脉宽不完全等同于血管径的粗细。脉宽图用横坐标示脉形宽度，纵坐标示指感大小。正常人的脉形宽度一般在 2mm 左右；明显增宽者为大脉，明显缩小者为细脉（图37）。

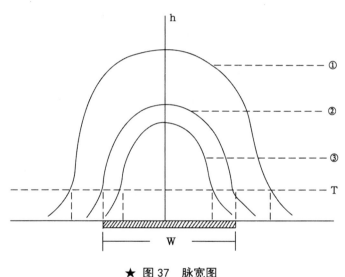

★ 图37　脉宽图

(3) **脉长图**

脉长图是表述脉动应指的轴向范围，即指与寸、关、尺三部的关系。以直方图表示寸、关、尺三部。如指感范围超过寸、关、尺三部为长脉，不及三部或仅出现于某一部为短脉（图38）。

(4) **脉波图**

脉波图主要表述脉动应指的形态，即在一定的取脉压力下，指感随时间变化的特征。与脉象的紧张度、流利度、均匀度等有关，反映了弦、濡、滑、涩、快、慢、强、弱等脉象的特征。可以引用测绘的脉搏波图加以说明（图 39）。

　　如平脉呈三峰波，三个波的幅值依次递降，反映一个脉动周期中脉管内压力的逐渐变低，所以在切脉时指感和缓从容。

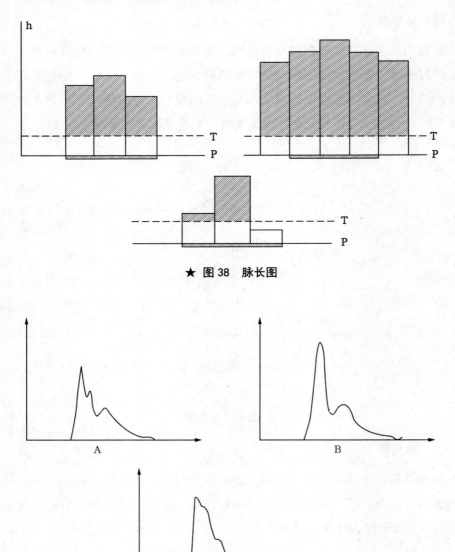

★ 图 38　脉长图

★ 图 39　脉波图

滑脉呈双峰波，波峰陡直，反映脉管内压力起伏明显，故指感充实、流利而圆滑。

弦脉呈宽大主波，反映脉管内压力升高的持续时间较长，与端直以长的指感相应。

脉波周期的时值，即反映脉率的快慢；脉波幅值大小与脉搏强弱相应，所以脉搏波图除反映脉象形态外，亦可以提示脉搏节律快慢和脉力大小的均匀度。

将上述四组图综合起来，便可以比较具体地表述二十八脉的形态特征。这类示意图，不仅有助于对各种脉象的理解，而且有助于脉诊客观检测的研究。

 ## 五、脉象模拟方法的研究

中医脉象的形成机制相当复杂。中医学认为，气、血是形成脉象的物质基础，心、脉是产生脉象的主要脏腑器官。《濒湖脉学》论述"气如橐籥，血如波澜，血脉气息，上下循环"。道出了脉象形成的基本原理。生理学认为，脉搏是由心脏射血活动引起的一种血液和血管壁的振荡。这种振荡所产生的波，从主动脉根部开始，沿着动脉树向外周脉管传播，由于个体差异所引起的波的离散，血液和血管壁的黏滞性对脉搏波的阻止作用以及外周反射波的叠加等因素影响程度的不同，产生了各种不同的脉搏波。中医脉象的形成还与时间、气候、环境、机体状态等因素有关。鉴于这样复杂的因素，用什么样的方法来模拟脉象是首要解决的问题。作为最基本的研究，我们还不可能完全仿制人体生理、病理的状态下来模拟脉象，而只能用机械的、物理的、波形合成的方法仿生模拟出中医脉象最主要的内容，即脉象波形和指感特征。为模拟出这两方面的内容，我们设想用电机和油泵模拟人体心脏，用电磁阀模拟人体心脏瓣膜，用橡胶管路系统模拟人体动脉树，用乳胶管模拟人体桡动脉处的血管，用不同配方的乳胶手模拟人体的手，用各种压力和流量的调节阀模拟人体的外周阻力。实践证明，用这种方法来实现最基本的脉象模拟是行之有效的，并取得了良好的效果。

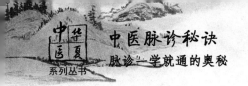

 六、脉象的检测

然而传统脉诊是医者运用各种指法，体察脉象的大小、强弱、快慢及脉势的滑涩、软硬等特征，以测知整体的生理情况和病理变化。其缺陷在于各人手指感觉功能和临诊经验往往存在差异，对脉象的体会和描述难以规范；对脉象的记录是采用文字和语言描述，所以其概念非常抽象，即使一些象形比喻也难以被受者切实感受，因此对于初学者来说就难以理解和掌握。切脉的结论也不能具体记录和保存，从而影响了对脉象实质的探讨和机理的研究，因此，能否借助现代科学的方法和先进的电子仪器，进行脉诊客观检测的研究，是继承和发展脉学的重要工作。

为开展脉象客观检测的工作，首先在总结中医切脉经验和研究中医脉学理论的基础上，设计和研制了测录脉象的仪器，从而为建立脉象图谱，进行脉象的机制探讨和临床研究，创造了必要的条件。

我国20世纪50年代起，有人采用杠杆式脉搏描记器记录脉搏图。虽然用这种方法描记的脉图失真大，但证实了脉诊运用客观记录来代替主观感觉的可能性。随着工程技术在医学领域日益广泛深入的应用，现在已经研制出脉象换能器和描记仪，模拟中医手指切脉。其结构大致有以下几个部件：

换能器——放大器（检波、滤波）装置——（示波器、记录仪）

其关键部件是脉搏换能器，它是一种把脉搏搏动转换成电信号的电子元件，亦称传感器。目前国内外使用的换能形式很多，主要有压电元件传感器、应变电阻片传感器、光电容积脉波计、液态汞换能器、固体压力换能器及阻抗容积换能器等。其中压力换能器的优点是可以施加不同的压力，模拟中医切脉时浮、中、沉取法，并描记出不同压力的系列脉图，可以研究切脉指法和脉图的关系，这是其他换能器难以实现的。

当前我国内运用较多，性能比较好的转能器，是用双曲线形刚体触头，利用等截面弹簧片悬臂梁作为传感元件，用半导体应变片作为敏感元件的脉象换能器，其技术性能和操作方法，参照中医切脉的传统习惯设计，取法压力可连续调节，比较接近中医传统切脉的方法。脉象仪的主要功能是：①检测脉象换能器输出的桡动脉脉象信号，包括脉搏和取法压力值；②将桡动脉脉象信号变化为它的一阶导数信号（速率）；③检测心电 R 与脉象图形上任何一点的时间间隔（时差）。

 ## 七、脉症相反的脉象更有特殊价值

《黄帝内经》云："阳证得阳脉，阴证得阴脉为顺症，阳证得阴脉，阴证得阳脉为逆症。"又云："形盛脉细，少气不足以息者危；形肥脉大，胸中多气者死。""风热而脉静，泄而脉大，脱血而脉实者皆难治。"仲景在《伤寒论》平脉辨证中，充分利用了《黄帝内经》提示的道理，高度正视脉症相反时的脉象，分析病机所在，从而判断病证的吉凶顺逆。例如，临床见恶寒无汗，头身疼痛等太阳病症状时，不见相应的浮紧脉而反见沉细脉时，当为太阳少阴合病，予温经发表的麻黄附子细辛汤治疗。《伤寒论·阳明病》云："阳明病，谵语发潮热，脉滑而疾者，小承气汤主之……明日又不大便，脉反微涩者，里虚也，为难治，不可更予承气汤。"此条为热结阳明腑实证，伴滑疾脉者是顺症，可用正治的下法；若脉不滑疾而反微，申明气血大亏，是逆症而不能及用下法。《伤寒论·太阳病》云："结胸者，其脉浮大者不可下，下之则死。"此条言患结胸者当见沉紧脉，脉症符合，可用下法；若脉不沉紧而反浮大，为表邪犹盛，仍宜治表而禁用下法。《伤寒论·厥阴病》亦有脉症相反的记载："伤寒下利日十余行，脉反实者死。"此言伤寒下利甚剧，脉当沉细弱数，方为顺症，今反实大者，为邪盛病进，是逆症而难治。寒厥和热厥是两类截然不同的病证，临床上均有面青唇白、四肢厥冷等症状，但是寒厥的脉象沉迟或微细，脉和症所显露的均是虚寒病理，当用温里的四逆汤治疗；热厥的脉象沉滑或滑数有力，脉症相反，脉象暗示实热在里，外寒则是假象，当用清里热的白虎汤治疗。

值得期待的中医临床力作
中国科技版广受欢迎的中医原创作品

书　名	作者	定价
针灸经外奇穴图谱（超值彩色精装典藏版）	郝金凯	182.00 元
人体经筋循行地图（超值彩色精装典藏版）	刘春山	59.00 元
杏林薪传——一位中医师的不传之秘（修订版）	王幸福	29.50 元
医灯续传——一位中医世家的临证真经（修订版）	王幸福	29.50 元
杏林求真——跟诊王幸福老师嫡传实录（修订版）	王幸福	29.50 元
用药传奇——中医不传之秘在于量（典藏版）	王幸福	29.50 元
朱良春精方治验实录（修订版）	朱建平	26.50 元
印会河理法方药代教录（修订版）	徐　远	29.50 元
印会河脏腑辨证代教录（修订版）	徐　远	29.50 元
王光宇精准脉学带教录（修订版）	王光宇	29.50 元
脉法捷要——带您回归正统脉法之路（修订版）	刘建立	26.50 元
中医脉诊秘诀——脉诊一通百通的奥秘（修订版）	张湖德	29.50 元
医道求真之壹——临床医案笔记（修订版）	吴南京	29.50 元
医道求真之贰——临床心得笔记（修订版）	吴南京	29.50 元
医道求真之叁——用药心得笔记（典藏版）	吴南京	29.50 元
医道求真之肆——中医学习笔记（典藏版）	吴南京	29.50 元
中医薪传录——华夏中医拾珍（第一辑）（修订版）	王家祥	29.50 元
中医薪传录——华夏中医拾珍（第二辑）（修订版）	樊正阳	29.50 元
中医薪传录——华夏中医拾珍（第三辑）（典藏版）	孙洪彪	29.50 元
中医薪传录——华夏中医拾珍（第四辑）（典藏版）	孙洪彪	29.50 元
医门凿眼——心法真传与治验录（修订版）	樊正阳	29.50 元
医门锁钥——《伤寒论》方证探要（修订版）	樊正阳	29.50 元
医门微言——凤翅堂中医讲稿（第一辑）（修订版）	樊正阳	29.50 元
医门微言——凤翅堂中医讲稿（第二辑）（典藏版）	樊正阳	29.50 元
医门推敲——中医鬼谷子杏林实践录（典藏版）	张胜兵	26.50 元
医方拾遗——一位基层中医师的临床经验（修订版）	田丰辉	26.50 元
医术推求——用药如用兵杂感（修订版）	吴生雄	29.50 元
医海存真——医海之水源于泉随诊实录（典藏版）	许太真	29.50 元
杏林碎金录——30 年皮外科秘典真传（修订版）	徐　书	29.50 元
杏林心语——一位中医骨伤医师的临证心得（修订版）	王家祥	26.50 元
杏林阐微——三代中医临证心得家传（修订版）	关　松	29.50 元
杏林发微——杂案验案体悟随笔（修订版）	余泽运	29.50 元
医林求效——杏林一翁临证经验集录（典藏版）	王　军	26.50 元
药性琐谈——本草习性精研笔记（修订版）	江海涛	29.50 元
伤寒琐论——正邪相争话伤寒（修订版）	江海涛	29.50 元
深层针灸——四十年针灸临证实录（修订版）	毛振玉	26.50 元
悬壶杂记——民间中医屡试屡效方（修订版）	唐伟华	29.50 元
谦雪堂医丛——百治百验效方集（修订版）	卢祥之	29.50 元

全国各大书店及网上书店均有销售；邮购热线：010-63583170，63581131